Gabriela Schwarz

Gesund mit Sauerkraut *und* Kohl

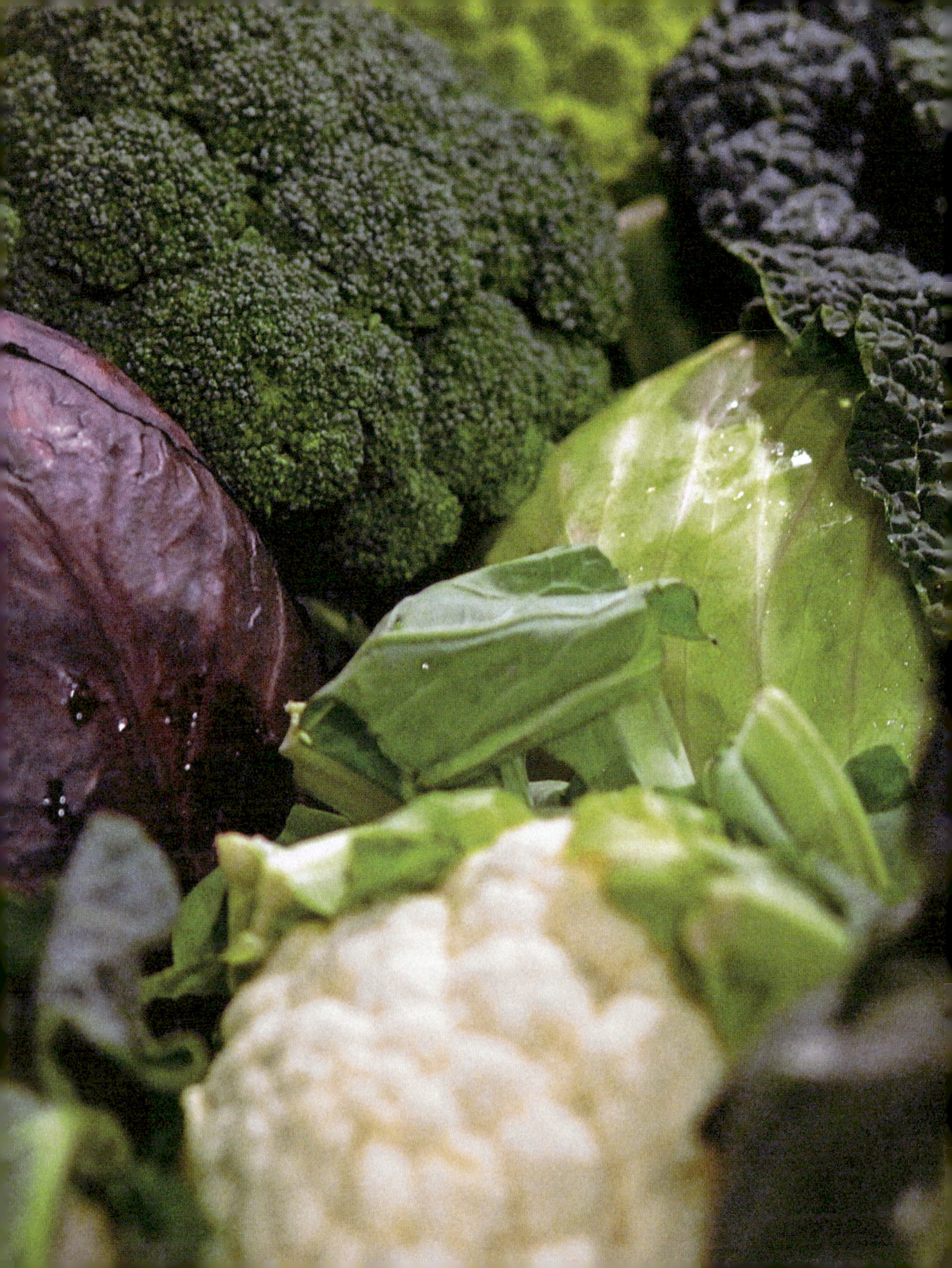

Gabriela Schwarz

Gesund mit Sauerkraut *und* Kohl

- Immunstärkend
- Entgiftend
- Darmregulierend

HERBiG | *Hausapotheke*

Die Ratschläge in diesem Buch sind von Autorin und Verlag sorgfältig geprüft, dennoch kann keine Garantie übernommen werden. Jegliche Haftung der Autorin bzw. des Verlages und seiner Beauftragten für Gesundheitsschäden sowie Personen-, Sach- und Vermögensschäden ist ausgeschlossen.

FSC
www.fsc.org
MIX
Papier aus verantwortungsvollen Quellen
FSC® C084279

Besuchen Sie uns im Internet unter:
www.herbig-verlag.de

Umschlaggestaltung: Wolfgang Heinzel
Coverphoto: shutterstock
Lektorat und Bildredaktion: Gabriele Berding
Satz: Birgit Veits
Gesetzt aus der 9,5/13,5 Utopia
Druck und Binden: Finidr, s. r. o., Cesky Tesin
Printed in EU
ISBN: 978-3-7766-2676-6

Inhalt

Vorwort 9

Die Geschichte der Kohlfamilie 11

Die Heilpflanze Kohl 11
Sauerkraut nicht nur gegen Vitamin-C-Mangel 16
Kohl als Nahrungsmittel 17

Kohl –Steckbrief 22

Einkauf und Lagerung von Kohlgemüse 22
Die verschiedenen Kohlsorten 24
Blumenkohl und Romanesco 26
Brokkoli 28
Chinakohl (Pe Tsai) 29
Grünkohl 30
Kohlrabi 30
Pak Choi 31
Palmkohl 33
Rosenkohl 33
Rotkohl 34
Weißkohl und Spitzkohl 35
Wirsing 40
Kohlgemüse weltweit 41

Die Inhaltsstoffe von Kohl und ihre Wirkung 42

Ballaststoffe 44
Vitamine 47
Mineralstoffe 55

Spurenelemente 58
Sekundäre Pflanzenstoffe 61

Heilmittelrezepte 64

Kohlsaft 64
Sauerkrautwickel 65
Rotkohlwickel 65
Kohlwickel 65
Kohlauflagen – Kohlumschläge 66
Warme Kohlbreiauflage 68
Kohlsalbe 68
Kohlöl 69
Kohlkompressen 69

Krankheiten und Symptome, die sich mit Kohl positiv beeinflussen oder heilen lassen 70

Abszess 70
Abwehrschwäche 71
Afterjucken 71
Akne 72
Arterienverkalkung (Arteriosklerose) 73
Arthritis 75
Arthrose 75
Augenentzündung 76
Bauchschmerzen 77
Blähungen 78
Bronchitis 78
Brustenzündung (durch Stillen) 80
Darminfektion 81
Darmträgheit, Verstopfung 82

Durchblutungsstörungen, s. → Arterienverkalkung 84
Durchfall, s. → Darminfektion 84
Eiterflechte 84
Erfrierungen 84
Erhöhter Cholesterinspiegel, s. → Arterienverkalkung 85
Erkältung 85
Erschöpfung 86
Fieber 87
Gelenkschmerzen, s. → Arthrose 87
Gerstenkorn 87
Halsschmerzen 89
Hühneraugen 90
Insektenstiche 90
Kopfschmerzen 91
Krampfadern 91
Magen- und Zwölffingerdarmgeschwür 92
Magenschleimhautentzündung 94
Migräne 94
Muskelschmerzen, Muskelkater 96
Ödem 97
Rheumatische Beschwerden 98
Rotlauf (Erysipel, Wundrose) 98
Schlafstörungen 99
Sodbrennen 101
Sonnenbrand 102
Tennisarm 103
Verstopfung s. → Darmträgheit 104
Wunden, Quetschungen 104
Zahnschmerzen 104

Extra: Kohl in der Krebsprävention 106
Sauerkraut senkt das Darmkrebsrisiko 108
Sulforaphan beugt Krebs vor 108

Schönheitspflege für die Haut 111
Bei unreiner und/oder entzündeter Haut 111
Bei fettiger Haut 112
Für straffe Haut 112
Bei trockener Haut 113
Gegen Falten 114

Rezepte mit Sauerkraut und Kohl 115
Verzeichnis 116
Einführung 118
Suppen und Eintöpfe 120
Vorspeisen 134
Salate 144
Hauptspeisen 152
Nachspeisen 172

Anhang 173
Die Autorin 173
Bildquellen 173
Adressen 174

Vorwort

Lange war Kohlgemüse in unseren Küchen als das »Essen armer Leute« verschmäht. Schuld daran waren der günstige Preis und der beim Kochen von Kohlgemüse entstehende strenge Geruch. Heute ist das typische deutsche Gemüse aber auch aus der modernen Küche nicht mehr wegzudenken. Die Sortenvielfalt von Weißkohl, Rotkohl, Wirsing und Co. steht für Genuss und Abwechslung in der Küche – zum kleinen Preis!
Aber Kohlgemüse bietet nicht nur Abwechslung auf dem Tisch, sondern weit mehr: Wegen seiner gesunden Inhaltsstoffe wie Vitamine, Mineral- und Ballaststoffe sowie den sogenannten sekundären Pflanzenstoffen und ätherischen Ölen steht dieses Gemüse auf der Liste der gesündesten Lebensmittel ganz oben – und blickt damit auf eine lange Tradition zurück. Die Holsteiner Weisheit »Gott schuf den Winter und den Grünkohl als Mittel dagegen!« bezieht sich beispielsweise vor allem auf den hohen Gehalt an Vitamin C, den alle Kohlsorten aufweisen.
Kohl verfügt aufgrund seiner gesunden Inhaltsstoffe auch über einen großen Heilwert. Das Gemüse besitzt also gesundheitsfördernde und heilende Eigenschaften, die ich Ihnen in diesem Buch vorstellen möchte. Kohl entgiftet, lindert Schmerzen, hemmt Entzündungen, fördert die Verdauung und kann Krebs vorbeugen. Mit Kohl kann man sich aber nicht nur »gesund essen«, auch Wickel, Säfte und Salben aus Kohl entfalten ganz spezifische Heilkräfte. Hautcreme und Gesichtswasser gelten sogar als Geheimtipps in der Schönheitspflege.
Dieses Buch wird Sie noch mehr erkennen lassen, dass Kohl ein Nah-

rungsmittel mit hohem Gesundheits- und vor allem hohen Heilwert ist. Dieses Buch soll aber keineswegs eine medizinische Beratung durch Arzt, Heilpraktiker oder Apotheker ersetzen. Suchen Sie also unbedingt einen Arzt oder Heilpraktiker auf, wenn sich Ihre Beschwerden nicht innerhalb 24 Stunden gebessert haben oder Sie nicht sicher sind, wie sie weiter verfahren sollen.
Ich wünsche Ihnen nun kurzweilige Lesestunden und viel Erfolg beim Ausprobieren der Heil- und Kochrezepte.

Gaby Schwarz

Die Geschichte der Kohlfamilie

Hinsichtlich seiner Geschichte ist Kohl keineswegs »typisch deutsch«. Alle heute bekannten Kohlsorten stammen ursprünglich vom sogenannten Wildkohl ab, der heute noch an den Felsküsten des Mittelmeers und Atlantiks vorkommt. Kohl gehört zu den ältesten bereits seit der Antike angebauten Gemüsesorten. Aus der vorgeschichtlichen Zeit ist leider nur wenig über das Kohlgemüse bekannt, denn es gibt kaum Samen- oder Schotenfunde. Jedoch finden sich in der keltischen Sprache drei Wortstämme für Kohl: kol oder kal, bresic und kap. Noch heute steht das Wort Kappes für Kopfkohl.

Die Heilpflanze Kohl

Im dritten Jahrhundert vor Christus verzehrten die Arbeiter beim Bau der Chinesischen Mauer Kohl, der in Reiswein eingelegt worden war. Erste schriftliche Hinweise auf Kohlgemüse finden sich in ägyptischen Schriften aus der Zeit um 1600 v. Chr., und zwar wird Kohl hier nicht als Nutz-, sondern als Heilpflanze erwähnt. So wurde dem Kohl im alten Ägypten eine »Kater-vorbeugende« Wirkung zugeschrieben: Menschen, die sich »dem Genuss von Alkohol hingeben« wollten, wurde empfohlen, schon vorher rohes Kohlgemüse zu essen.
Diese Eigenschaft des Kohls als »Alkohol-Killer« griff auch der römische Staatsmann Cato der Ältere auf. Er schrieb: »Wenn du auf einem Bankett

viel trinken und das Mahl genießen willst, iss vorher so viel rohen Kohl mit Essig, wie du willst.« Auch empfiehlt er Kohl gekocht, eingemacht oder roh in Essig getaucht als allerbestes Gemüse. Mit seinen Blättern reinigten römische Ärzte infizierte Wunden. Und dem Kohl wurden noch weitere heilende Wirkungen zugeschrieben: Er sollte Verstopfung beseitigen, Kopfschmerzen und Schlaflosigkeit lindern und bei Ohrenschmerzen helfen. Kohlauflagen wurden bei Wunden und Geschwüren angewendet.

Die alten Griechen schätzten den Kohl so sehr, dass sie im Jahre 621 v. Chr. ein Gesetz erließen, das die Todesstrafe für jeden forderte, der Kohl stahl. Sie pflegten schwangeren Frauen kurz vor der Entbindung Kohl zu geben, um die Muttermilchproduktion in Gang zu bringen. Für Hippokrates (460–370 v. Chr.) war Kohl gesunde Nahrung mit gesunder Schärfe, die die Verdauung unterstützt und den Körper vor »kranken Säften« schützt. Theophrast (um 371–287 v. Chr.) schreibt in seiner Naturgeschichte der Gewächse: »Kohl zerfällt in drei Arten: krausblättrig, glattblättrig und eine wilde Art, deren Blatt glatt, klein und rund ist, diese ist übrigens reich an Zweigen und Blättern und ihr Saft ist scharf und arzneilich. Daher die Ärzte ihn zur Abführung brauchen. Im Ganzen hat der krause Kohl größere Blätter und bessere Säfte als der glatte.«

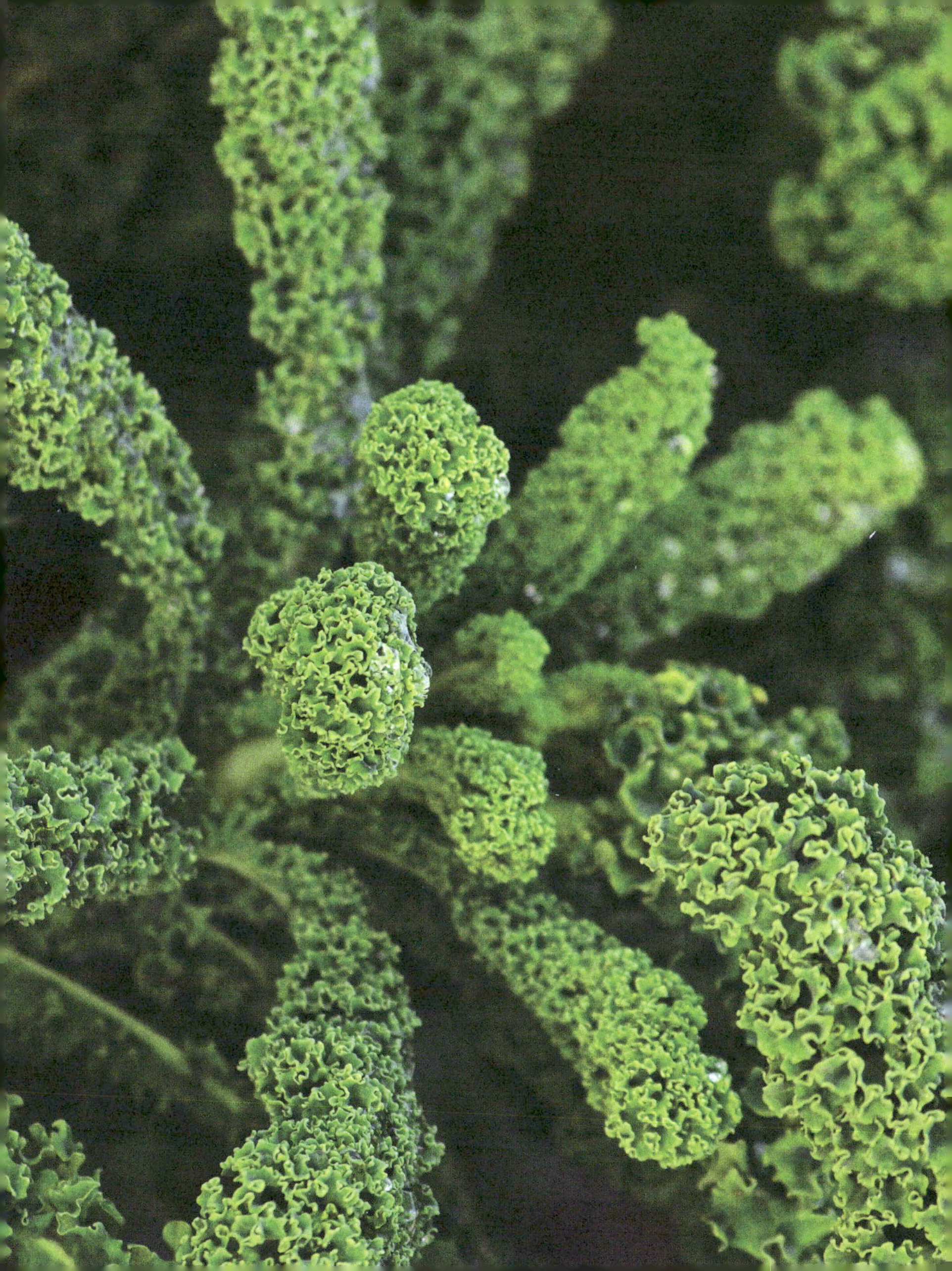

Eine griechische Sage beschreibt die Entstehung des Kohls: Lykurgos, ein thrakischer Fürst, widersetzte sich der Kultur des Weinstocks und ließ alle Reben vernichten. Als Strafe für diese Freveltat an dem Gott des Weines Dionysos, wurde der Fürst von Zeus geblendet. Und aus den Tränen des Lykurgos soll dann der Kohl gewachsen sein.

Auch in der Physica der heiligen Hildegard von Bingen (1098–1179), der Schrift über die Heilkraft der Natur, und bei Albertus Magnus (um 1193–1280) wird der Kohl erwähnt. Allerdings widerspricht die heilkundige Äbtissin der Meinung antiker und moderner Mediziner, denn sie hält Kohl insgesamt für schädlich und dem kranken Menschen nicht zuträglich.

In den großen Kräuterbüchern des 15.–17. Jahrhunderts, etwa bei Leonhard Fuchs (1501–1566), finden sich zahlreiche Beschreibungen und Abbildungen zum Kohl.

Ab dem 19. Jahrhundert wurde das Kohlgemüse mehr und mehr in die Küche »verbannt«. Erst die neuzeitlichen Naturheilärzte haben die heilenden Kräfte des Kohls erneut erkannt. Der französische Arzt Dr. Blanc konzentrierte sich in seiner wissenschaftlichen Arbeit auf die Erforschung der »heilsamen Wirkung des Kohlblattes bei Geschwüren unterschiedlichster Art«. Von ihm existiert eine Abhandlung, »Les proprietés medicales de la feuille de chou«, die bereits 1881 die zahlreichen Heilerfolge aus seiner Praxis beschreibt. Nach Dr. Blanc ist »der Kohl der Arzt der Vorsehung, durch genaue Beobachtung der erzielten Resultate ler-

nen wir seine Wirkungsweise kennen«. Dr. Blanc: »Mein erstes und entscheidendes Erlebnis mit dem Kohl trug sich folgendermaßen zu: Im Jahre 1851 hatte ich ein Beingeschwür zu behandeln. Ich wußte, dass es vollständig eingeschlossen und jeder mögliche Abfluss unmöglich war. Die Haut darüber war rot, geschwollen und teilweise sogar verkrustet. Eine Heilung in diesem Zustand war ausgeschlossen. Folglich war ein künstlicher Abfluss nötig. Ich machte Umschläge mit dem Kohlblatt, rein willkürlich und ohne Grund. Schon nach halbtägiger Behandlung beobachtete ich eine Erscheinung, die mich erschreckte und wunderte. Haut und Geschwür, die bis dahin ein ausgesprochen ausgetrocknetes Aussehen gehabt hatten, begannen nun plötzlich und offenbar unter dem Einfluß der Kohlblätter, eine reichlich fließende und jauchige Flüssigkeit abzusondern, die schon in den ersten Stunden eine Menge Unreinigkeiten herausschwemmte. Die Umschläge wurden fortgesetzt. Die Ränder des Geschwürs senkten sich und wurden schön rosafarben. Das vorher gerötete und geschwollene Bein nahm wieder normale Form und Farbe an. Das Geschwür war mit der Zeit narbenfrei abgeheilt.«
1950 entdeckte der amerikanische Wissenschaftler Professor Garnett Cheney von der Stanford University School of Medicine einen Stoff, der in großen Mengen vor allem in Weißkohl verkommt. Dieser von ihm als »Anti-Ulkus-Faktor« bezeichnete Eiweißgrundbaustein schützt die Schleimhäute gegen Geschwüre verursachende Reize und fördert die Heilung bereits bestehender Geschwüre. Seine Studie, an der 55 Patienten teilnahmen, belegte, dass sowohl Zwölffingerdarm-, als auch Magengeschwüre durch den täglichen Verzehr frischen Kohlsaftes – täglich ein Liter des aus den frischen Blättern des Weißkohls gewonnenen Saf-

tes – deutlich besser und schneller abheilten als mit herkömmlichen Behandlungsmethoden. Der »Anti-Ulkus-Faktor« aus Kohl wurde in den Neunzigerjahren des 20. Jahrhunderts durch die Arbeiten an der berühmten John Hopkins Medical School als Glucosinolat oder Sulforaphan identifiziert. Der (Trivial-)Name Sulforaphan leitet sich von Raphanus = Rettich oder Radieschen ab.

Sauerkraut nicht nur gegen Vitamin-C-Mangel

1739 veröffentlichte Johann Georg Heinrich Kramer seine »Medicina castrensis«. Er war im ungarischen Lager der Militärarzt Prinz Eugens und schrieb erstmals über das Sauerkraut als Heilmittel gegen die Vitamin-C-Mangelerkrankung Skorbut. Als der englische Arzt und Naturheilkundige John Pringle Mitte des 18. Jahrhunderts vorschlug, auf längeren Schiffsreisen Sauerkraut gegen Skorbut mitzunehmen, hallte ihm die pure Entrüstung entgegen. Viele medizinische Autoritäten in England meinten, Sauerkraut sei schwer verdaulich, führe zu Blähungen, enthalte Fäulnisstoffe und sei sogar giftig! Doch wohl aufgrund der zahlreichen Todesfälle, die auf jeder längeren Schiffsreise auf Skorbut zurückzuführen waren, ordneten die englischen Seelords an, Sauerkraut auf die Expeditionen mitzunehmen. So nahm auch der Seefahrer James Cook zum Schutz seiner Mannschaft vor Skorbut fässerweise Sauerkraut mit auf seine Entdeckungsreisen.
Sebastian Kneipp setzte »Krautwasser« bei Brandwunden und Quetschungen ein. Und auch gegen Verdauungsprobleme empfahl er seinen

Patienten den Verzehr von Kohl. Über das Krautwasser schrieb er in »Meine Wasserkur«: »Ein treffliches Hausmittel, das selbst dem Ärmsten nicht abgeht, ist das Krautwasser. Das Sauerkrautwasser heilt die ältesten Schäden (Magengeschwüre). Man vermischt zu diesem Zwecke einen Eßlöffel Krautwasser mit sechs bis acht Löffel gewöhnliches Trinkwasser und nehme jede Stunde einen Eßlöffel voll!« Und das Kraut bezeichnete Kneipp als einen »Besen für Magen und Darm«. Es gehöre seiner Meinung nach zu den allergesündesten Nahrungsmitteln. Damals glaubte man auch, dass Krautesser sehr alt werden.

Kräuterpfarrer Johann Künzle verordnete bei hartnäckiger Verstopfung eine Sauerkrautkur, nämlich dreimal täglich vor den Mahlzeiten eine Portion rohes Sauerkraut: »Gerade das rohe Sauerkraut regt die Magennerven und Magendrüsen an, fördert die Eßlust und Verdauung und macht einen guten Magen«. Er verordnete rohes Sauerkraut auch bei Spul- und Madenwürmern sowie Sauerkrautsaft bei Sodbrennen (zwei Esslöffel nach dem Essen).

Kohl als Nahrungsmittel

Der gebürtige Spanier Columella kennt im ersten Jahrhundert nach Christus in seinem Buch zur Landwirtschaftslehre »De re rustica libri« bereits 14 verschiedene Kohlsorten, deren Unterschiede und Kultivierung Plinius der Ältere ebenfalls im ersten nachchristlichen Jahrhundert in seiner Naturgeschichte »Naturalis historia« beschreibt. Diese variierten, je nachdem in welcher Gegend der Kohl angebaut wurde bzw. wel-

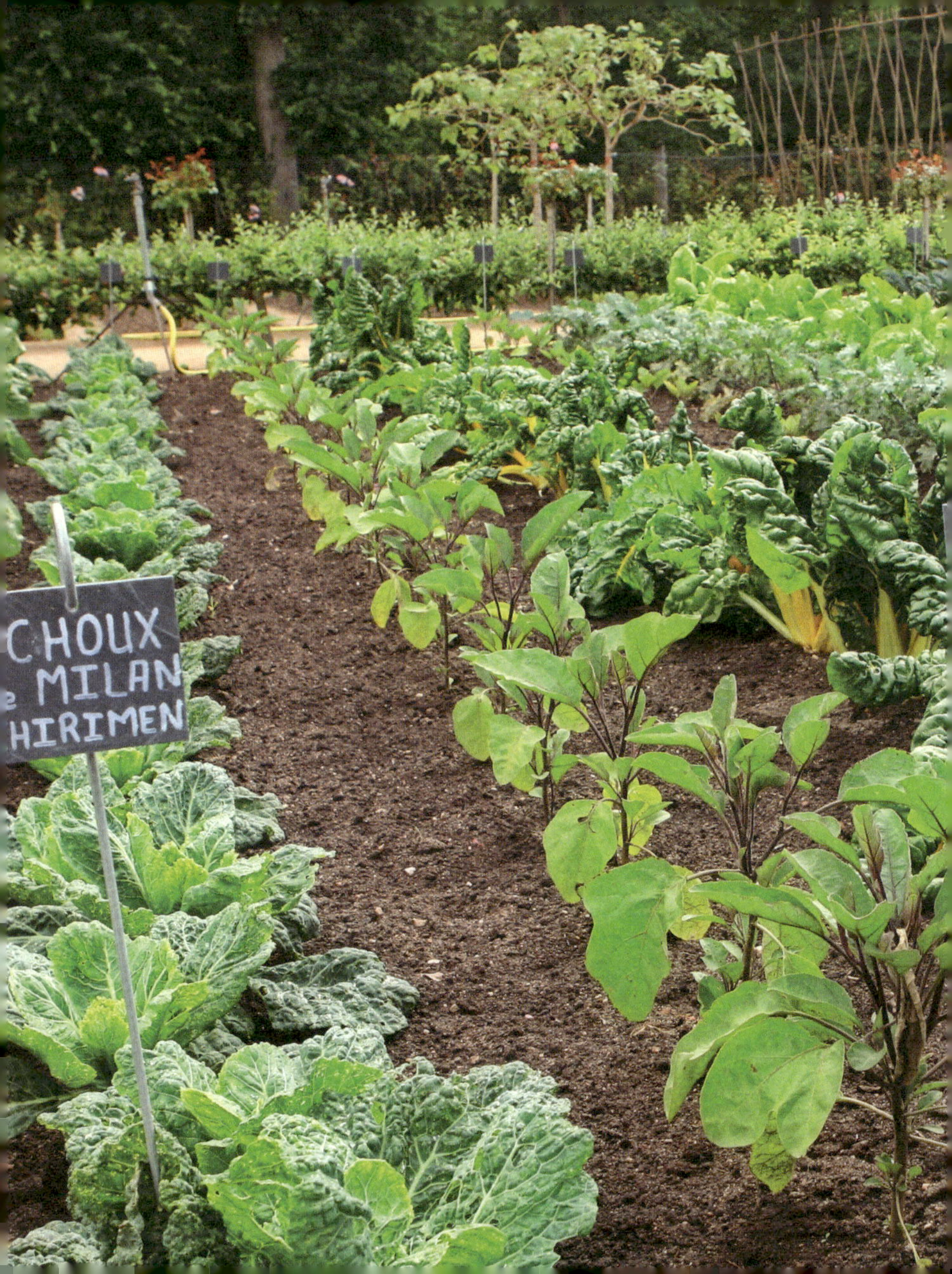
CHOUX
e MILAN
HIRIMEN

che Teile der Pflanze (dicker oder zarter Stängel, Sprossen oder Blätter) benutzt wurden.
Ab dem Mittelalter wurde Kohl auch im nördlichen Europa angebaut. So wird im Plan des Klosters Sankt Gallen um das Jahr 800 unter 18 Beeten für Gemüse und Kräuter auch eines für Kohl angeführt. Eine wesentliche Rolle spielt auch das Geschlecht der Karolinger. Zu dieser Zeit diente die Landwirtschaft zur Sicherung der Macht des Königs und der Grundherren. Karl der Große verfasste 795 n. Chr. seine »Capitulare Caroli Magnum de villis vel curtis imperialibus« (kurz »Capitulare« oder »Capitulare de villis« genannt), eine Landgüterverordnung. Da Karl der Große weder lesen noch schreiben konnte, erstellte der Benediktinerabt Ansegis von St. Wandrille in der Normandie im kaiserlichen Auftrag eine Liste von 73 Nutzpflanzen sowie 16 Bäumen, die in jedem Landgut kultiviert werden sollten. Diese Liste steht im 70. Kapitel der Landgüterverordnung und enthält auch caulos, den Kohl (Brassica oleracea L.).
Im späten Mittelalter wurde Kopfkohl, speziell Weiß- und Rotkohl, in großen Mengen zur Eigenversorgung angebaut. Er gehörte nun zur Alltagskost der meisten Menschen. Zur Blütezeit der Hanse (1358–1494) – ein Zusammenschluss verschiedener norddeutscher Städte – wurde Kohl zunächst in der Region um Lübeck, später auch in der Umgebung von Hamburg angebaut. Das Gemüse avancierte zu einem wichtigen Handelsgut der regionalen Gemüsebauer und gelangte auf die Märkte in rheinischen und süddeutschen Städten. Kohl wurde nun zum Volksnahrungsmittel. Es entstand das Vorurteil, dass es sich bei Kohl um die Speise armer Leute handelte.
Schon in der vorindustriellen Zeit gab es Gebiete in Deutschland, in

Ab dem Mittelalter wurde Kohl auch in Nordeuropa angebaut. So z.B. um das Jahr 800 im Kloster Sankt Gallen.

denen besonders viel Kohl angebaut wurde. Das bekannteste ist wohl das »Alte Land« vor Hamburg. Aber auch Regionen um Bamberg und um Liegnitz sowie die sogenannten »Filderorte« um Stuttgart – Anbaugebiet einer Spitzen-Kohlsorte – gehören dazu. Als Folge der Industrialisierung Ende des 19. Jahrhunderts wurde Kohl in Dithmarschen angebaut. Zu dieser Zeit konnten sich die Bewohner der wachsenden Industrieregionen nicht mehr aus dem eigenen Garten mit genügend Kohl versorgen, sondern mussten Lebensmittel und so auch Kohl einkaufen. Begünstigt wurde der Kohlanbau in Dithmarschen durch die in den Neunzigerjahren des 19. Jahrhunderts herrschende Zuckerrübenkrise. Aufgrund der weltweiten Überproduktion sanken die Zuckerpreise dramatisch, der Anbau von Zuckerrüben lohnte sich nicht mehr. Deshalb versuchten es die Bauern mit einer neuen Gemüsesorte, dem Kohl. Bis zum Beginn des Ersten Weltkriegs erhöhte sich die Anbaufläche in Dithmarschen auf 2100 Hektar. Während des Krieges gehörte der heimische Kohl wegen der Blockade der Alliierten zu den begehrtesten Lebensmitteln. Sein Preis stieg ständig. 1918 umfasste der Kohlanbau in Dithmarschen eine Fläche von 9822 Hektar – ein historischer Höchststand. Nach dem zweiten Weltkrieg spielten Kohl und Sauerkraut nicht zuletzt wegen ihres Rufs als »Gemüse der armen Leute« für den täglichen Speiseplan nur noch eine untergeordnete Rolle. Heute erlebt Kohl in seiner ganzen Vielfalt eine Renaissance – nicht nur in der Küche, sondern auch als wirksame Heilpflanze.

Kopfkohl war 2006 »Gemüse des Jahres«
Im Jahre 2006 wurde der Kopfkohl vom Verein zur Erhaltung der Nutzpflanzenvielfalt zum »Gemüse des Jahres« gewählt. Als Grund hierfür wurde angegeben, dass es um die Sortenvielfalt des Kohlkopfes nicht mehr allzu gut bestellt sei. In den letzten Jahren ist das Anbauspektrum immer geringer geworden, viele Sorten sind für die industrielle Weiterverarbeitung nicht geeignet. So wurde beispielsweise der Butterkohl, eine glattblättrige alte, bereits im Frühsommer erntefähige Wirsingform, aus dem Erwerbsanbau ganz herausgenommen. Und auch das Filderkraut – früher als eine besondere Delikatesse geschätzt und als Ausgangsbasis für sehr feines, auch im Ausland bekanntes Sauerkraut verwendet – verschwindet langsam von der Bildfläche. Heute bauen nur noch rund 200 Bauern auf der Filderebene bei Stuttgart das Filderkraut an, vor 50 Jahren waren es noch 3000.

Kohl–Steckbrief

Kohlgemüse gibt es in den unterschiedlichsten Formen – von den dicken Rot- und Weißkohlköpfen über den zierlichen Rosenkohl bis zum fast salatartigen Chinakohl. Alle Sorten der Gattung »Brassica oleracea«, so der lateinische Name für das Kohlgemüse, gehören zur großen Familie der Kreuzblütler, zu der auch Raps, Rüben, Senf, Rettich, Radieschen und ungefähr 3000 weitere Arten zählen. Doch das Kohlgemüse ist die wichtigste Kulturpflanze dieser Familie und gehört in Deutschland zu den am meisten angebauten Gemüsesorten.

Das Wintergemüse Kohl wird am ehesten mit der deutschen Küche verbunden, doch Kohl ist nicht nur als Gemüse sehr gesund, sondern wird auch in der Naturheilkunde verwendet. Dazu eignen sich im Grunde alle Kohlsorten, meist werden jedoch Weißkohl und Wirsing eingesetzt.

Einkauf und Lagerung von Kohlgemüse

Wie bei jedem Gemüse, so steht auch beim Einkauf von Kohl die Frische an erster Stelle. Alter Kohl schmeckt nicht und es fehlen ihm auch die wertvollen und gesundheitsfördernden Vitamine, Mineralstoffe und

Spurenelemente (s. S. 42ff). Deshalb sollten Sie beim Kauf auf folgende Punkte achten:

- Schnittstellen am Strunk dürfen nicht zu stark eingetrocknet und hellgrau verfärbt sein.
- Der Strunk sollte nicht trocken sein.
- Die äußeren Blätter, zum Beispiel bei Wirsing oder Blumenkohl, sollten nicht gelblich oder bräunlich verfärbt sein.
- Die Blätter sollten nicht welk sein.
- Kaufen Sie nie Kohl, der in Plastikfolie verpackt oder eingeschweißt ist. Denn dieses Gemüse schimmelt sehr schnell und verliert dann deutlich an Geschmack.
- Wann immer möglich, sollten Sie Bioprodukte kaufen, denn leider werden beim konventionellen Kohlanbau auch heute noch große Mengen an zum Teil schädlichen Pflanzenschutzmitteln verwendet.

Kohl wird in zwei Güteklassen eingeteilt: Klasse I steht für eine weitgehend unbeschädigte Ware. Kohl der Klasse II kann leichte Mängel aufweisen, beispielsweise kleine Risse oder Quetschungen am Blatt. Dieses Gemüse kann auch hinsichtlich Form und Farbe etwas vom Standard abweichen.

Kohlgemüse sollte immer dunkel und kühl im Gemüsefach des Kühlschranks oder im Keller gelagert werden. Eingeschlagen in Haushaltsfolie bleiben Blumenkohl und Brokkoli ein bis zwei Tage frisch, Spitzkohl zwei bis drei Tage. Bis zu einer Woche können Chinakohl, Grünkohl, Rosenkohl, Rotkohl und Wirsing gelagert werden. Kohlrabi hält sich nur dann eine Woche, wenn die Blätter vorher entfernt werden. Am längsten ohne Nährstoffverluste lagerfähig ist Weißkohl – nämlich einige Monate.

Die verschiedenen Kohlsorten

In den über 3000 Jahren, seit denen Kohl angebaut wird, haben sich aus dem ursprünglich im Mittelmeerraum heimischen Wildkohl durch Zucht und Kreuzung zahlreiche eigenständige Gemüsearten entwickelt, beispielsweise Weiß-, Rot- und Spitzkohl, Wirsing, Chinakohl, aber auch Blumenkohl, Brokkoli, Rosenkohl und Romanesco, Grünkohl und Kohlrabi sowie der Exot Pok Choi (auch chinesischer Senfkohl genannt). Rotkohl, Spitzkohl, Weißkohl und Wirsing werden auch als Kopfkohl bezeichnet, weil sich ihre Laubblätter kopfartig zusammenschließen. Kopfkohl entstand durch gezielte Züchtung, indem Pflanzen mit kurzem Strunk und dicht beieinander stehenden, einen Kopf bildenden Blättern vermehrt wurden. Kopfkohl ist zweijährig, das heißt, dass sich erst im zweiten Jahr – nach der Winterkälte – die Blüte bildet.

Chinakohl und Grünkohl gehören zum sogenannten Blätterkohl, eine auf Blattmasse gezüchtete Kohlsorte. Bei Blumenkohl, Brokkoli, Rosenkohl oder dem aus Italien stammenden und aus Blumenkohl und Brokkoli gezüchteten Romanesco wird nur die Knospe verwendet, weshalb sie Knospengemüse genannt werden. Auf der Bekanntheitsliste aller Kohlarten steht der Weißkohl bzw. das Weißkraut an erster Stelle, schließlich wird das aus Weißkohl hergestellte Sauerkraut – das uns bei den Amerikanern den Spitznamen »Krauts« einbrachte – in die ganze Welt exportiert. Übrigens: So unterschiedlich die Kreuzblütler auch sein mögen, eines verbindet sie: Die Pflanzen haben einen hohen Senfölgehalt, der für den typischen Kohlgeschmack verantwortlich ist.

Das größte zusammenhängende Anbaugebiet für Kohl in Europa liegt heute im Kreis Dithmarschen in Schleswig-Holstein. Hier werden auf rund 2500 bis 3000 Hektar pro Jahr etwa 80 Millionen Kohlköpfe (hauptsächlich Rotkohl, Weißkohl und Wirsing) angebaut, was ungefähr einem Drittel des gesamten Kohlanbaus in Deutschland entspricht.

Übersicht typischer Kohlarten und -sorten

Blumenkohl (*Brassica oleracea cultivar botrytis*)
Brokkoli (*Brassica oleracea cultivar italica*)
Chinakohl (*Brassica rapa subsp. pekinensi*)
Grünkohl (*Brassica oleracea cultivar sabellica*)
Kohlrabi (*Brassica olaracea convar. acephala var. gongylodes*)
Pak Choi (*Brassica rapa subsp. chinensis*)
Palmkohl (*Brassica oleracea var. palmifolia DC.*)
Romanesco (*Brassica oleracea convar. botrytis var. botrytis*)
Rosenkohl (*Brassica oleracea cultivar gemmifera*)
Rotkohl (*Brassica oleracea var. capitata f. rubra*)
Spitzkohl (*Brassica oleracea var. capitata f. alba 'Filderkraut'*)
Weißkohl (*Brassica oleracea var. capitata f. alba*)
Wirsing (*Brassica oleracea cultivar sabauda*)

Eine umfangreiche Brassicaceae-Sammlung befindet sich beispielsweise im Botanischen Garten Heidelberg. Dort können sich Interessierte umfassend über die verschiedenen Kohlgemüsearten informieren.

Blumenkohl und Romanesco

Der Blumenkohl wird mit Recht als der Zarteste und Bekömmlichste aller Kohlarten bezeichnet. Wahrscheinlich haben Kreuzfahrer im 16. Jahrhundert Blumenkohlsamen, den sie von Mönchen auf der Insel Zypern erhalten hatten, nach Italien gebracht. Dort gehört der ursprünglich grüne und durch Züchtung jetzt weiße Kohl schon seit Langem zu den Lieblingsgemüsesorten der Einwohner.

Kennzeichen des frischen Blumenkohls sind die festen, dicht stehenden, geschlossenen Röschen, die knackigen, grünen Blätter und ein saftiger Strunk, der sich jedoch nicht zum Verzehr eignet. Freiland-Blumenkohl gibt es von Frühling bis zum Herbst. Blumenkohl muss unbedingt schonend behandelt werden, da er leicht Flecken und Druckstellen bekommt. Kleine schwarze Pünktchen auf der Blume werden durch eine Pilzerkrankung verursacht, die das Gemüse ungenießbar macht.

In Italien, Frankreich und den Niederlanden bietet der Handel auch Blumenkohlsorten mit grüner oder violetter Blume an. So findet man in Italien den Romanesco, die grüne Variante des Blumenkohls, die in der Nähe von Rom gezüchtet wurde. Charakteristisch für diese Kohlsorte sind die kunstvoll gestalteten, türmchenartig angeordneten Blütenstän-

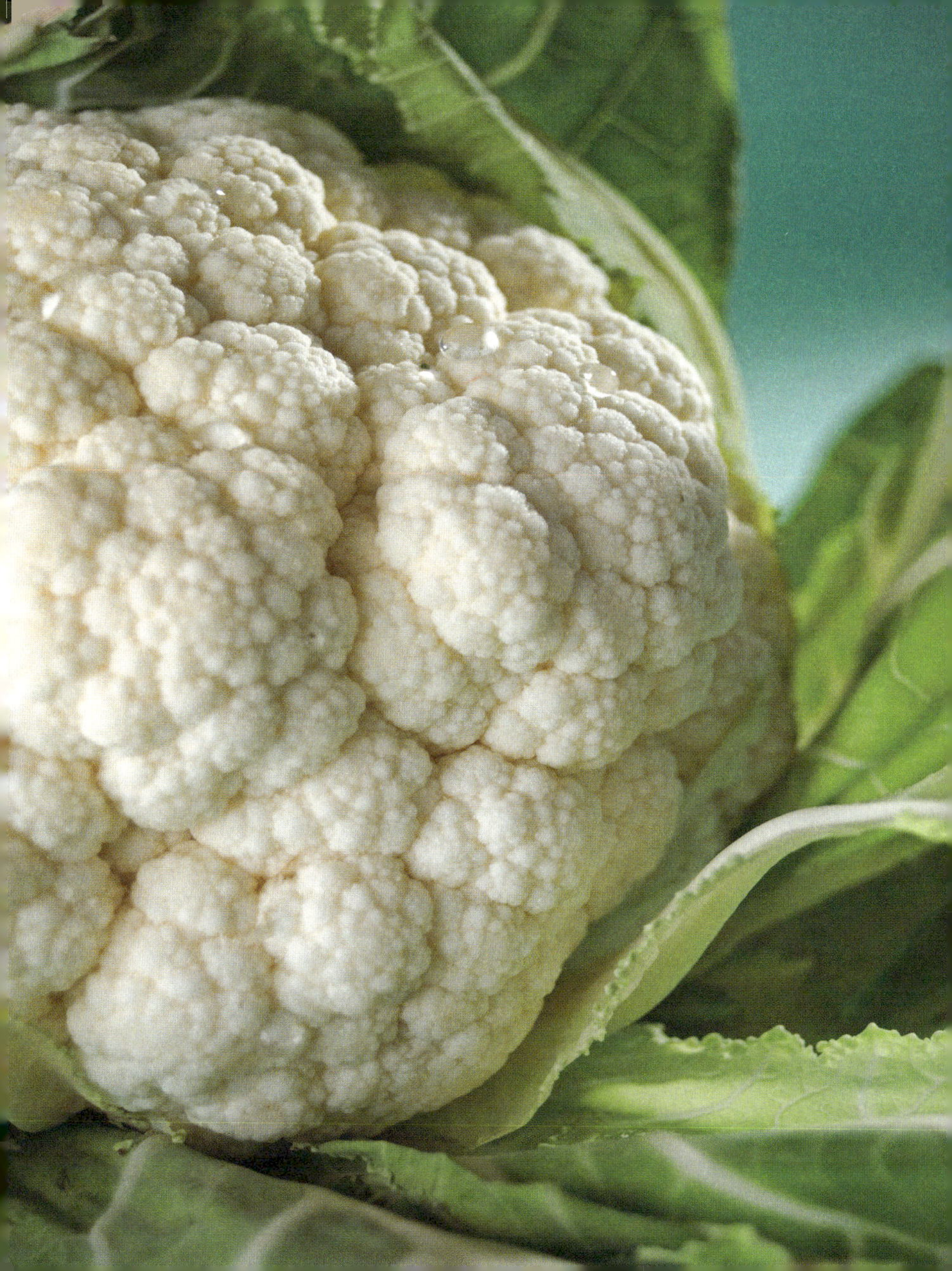

de. Diesen verdankt er seine weiteren Namen wie Minarett- oder Türmchenkohl. Romanesco ist leichter verdaulich als andere Kohlarten und hat inzwischen Einzug in die internationale Küche gehalten.

Seit wenigen Jahren findet man in den Gemüseregalen bunte Blumenkohlsorten, deren Farben von einem sattem Grün über ein helles Orange bis hin zu einem kräftigen Violett reichen. Sie besitzen einen intensiven Geschmack und zeichnen sich durch großen Vitaminreichtum aus.

Brokkoli

Eine enge Verwandtschaft besteht zwischen Blumenkohl und Brokkoli, der aus Blumenkohl gezüchtet wurde. Brokkoli bildet seine grünen Blütenknospen auf langen grünen Stielen aus. Frischen Brokkoli erkennt man durch die fest geschlossenen Röschen, die keinen gelben Schimmer aufweisen dürfen. Er wird in den Monaten August bis Oktober geerntet, aufgrund von Importen ist er aber das ganze Jahr über erhältlich. Brokkoli ist das ideale Gemüse, wenn es schnell gehen soll, denn die Garzeit beträgt lediglich fünf bis 15 Minuten, nur halb so lange wie bei Blumenkohl. Beim Brokkoli ist auch der Strunk für den Verzehr geeignet. Er muss jedoch vor dem Kochen geschält werden. Zarte Stängel können wie Spargel zubereitet werden, weshalb Brokkoli auch als »Spargelkohl« bezeichnet wird. Ebenso wie Blumenkohl ist auch Brokkoli leicht verdaulich und gut bekömmlich. Beide Kohlsorten eignen sich gut als Schonkost.

Chinakohl (Pe Tsai)

Der Chinakohl, eine chinesische Kulturpflanze, entstand wahrscheinlich aus einer Kreuzung von Pak Choi (s. S. 31) und Speiserübe und ist daher mit den europäischen Kohlarten, die alle auf eine Wildform (*Brassica oleracea var. silvestris*) zurückgehen, nur entfernt verwandt. Seine festen Außenblätter sind je nach Sorte gelb bis dunkelgrün, etwas rauh, ganzrandig und besitzen weiße Blattrippen. Die Form des Chinakohls reicht von oval bis zylindrisch. Innen weist der Kopf eine gelbe bis goldgelbe Farbe auf. Chinakohl erreicht eine Höhe von 50 bis 60 Zentimetern.

In seiner Heimat ist der Chinakohl schon seit über 1500 Jahren bekannt, wobei sein Ursprung im ostasiatischen Raum liegt. Neben dem Rettich zählt er in Asien zu den wichtigsten Nahrungsquellen und dient im Winter als wichtiger Vitamin-C-Lieferant. Als exotischer Neuling wird Chinakohl erst seit den 1970er-Jahren auch in Deutschland angebaut, und zwar als Freilandgemüse ab Mitte Juli. Aufgrund der kurzen Vegetationszeit von nur acht bis zwölf Wochen gelangen die ersten Köpfe bereits im September auf den Markt. Geerntet wird Chinakohl bis Mitte Dezember, auf dem Markt erhältlich ist er von September bis Februar. Bei uns wird Chinakohl immer beliebter. Dafür mitverantwortlich sind seine kurze Garzeit von nur rund zehn Minuten und seine vielfältigen Verwendungsmöglichkeiten. Er eignet sich hervorragend für süße und pikante Salate, als Gemüsebeilage, für Eintöpfe und vor allem natürlich für Wokgerichte. In der Ernährung von Kleinkindern sollte jedoch auf Chinakohl verzichtet werden, da er einen hohen Nitratgehalt aufweist.

Grünkohl

Grünkohl ist ein ganz besonderes Gemüse, zumindest in Norddeutschland – wo er auch beheimatet ist – gehört Grünkohl zur Tradition. Mit seinen stark gekrausten Blättern wird er auch Braunkohl, Krauskohl und Oldenburger Palme genannt. Die Blätter sitzen an einem Strunk, der nicht verzehrt werden kann. Sein besonderes Aroma erhält er vor allem nach dem ersten Frost. Denn durch die kalten Temperaturen erhöht sich der Zuckergehalt in den Kohlblättern, was dem Gemüse den bitteren Geschmack nimmt.

Grünkohl-Fans freuen sich jedes Jahr aufs Neue auf die Grünkohlzeit, die im Oktober oder November beginnt. Ein geselliges Grünkohlessen findet dann in Norddeutschland nicht nur im privaten Rahmen statt. Auch viele Restaurants laden dazu ein. Wirklich schmackhaft wird Grünkohl erst durch entsprechende Würze und Fett. Traditionell wird Grünkohl mit Kartoffeln und Pinkel, einer geräucherten Mettwurst, serviert.

Kohlrabi

Der Kohlrabi – auch Oberrübe, Rübkohl oder Stängelrübe genannt – wird Mitte des 16. Jahrhunderts bei uns erstmals erwähnt. Als Nahrungsmittel kennt man ihn mit wenigen Ausnahmen nur in deutschsprachigen Ländern. Im Gegensatz zu den anderen Kohlarten, bei denen die Blätter oder Knospen verzehrt werden, wird beim Kohlrabi der verdickte untere Teil der oberirdischen Knolle gegessen. Die meist runden oder ovalen Knollen sind in der Regel weiß bis grün, können aber auch rötlich oder violettblau gefärbt sein. Die Farbe spielt jedoch für den Geschmack keine Rolle. Kohlrabi gehört zu den zweijährigen Pflanzen.

Früher galt Kohlrabi als reines Frühjahrgemüse, heute ist er aufgrund des Anbaus in unseren Nachbarländern das ganze Jahr über auf dem Markt erhältlich. Vom Zustand der Blätter lässt sich sehr gut auf die Frische des Gemüses schließen. Sind diese grün und frisch, wurde das Gemüse erst vor kurzer Zeit geerntet. Kohlrabi neigt auch nach der Ernte zum Verholzen, weswegen er nicht länger als eine Woche im Gemüsefach des Kühlschranks gelagert werden sollte. Vor der Zubereitung müssen der Wurzelansatz und holzige Stellen großzügig entfernt werden. Die Blattstiele werden direkt an der Knolle abgeschnitten. Kleinere Blätter können problemlos mitverwendet werden. Nur bei längerer Lagerung sollten alle Blätter entfernt werden.

Pak Choi

Pak-Choi oder auch Paksoi, Chinesischer Senfkohl genannt, bildet keine geschlossenen Köpfe aus, sondern es handelt sich um ein Blattstielgemüse. Der Pak-Choi erfreut sich als Herbst- und Wintergemüse wachsender Beliebtheit. Sein auffälligstes Kennzeichen sind die drei Zentimeter langen und mehrere Zentimeter breiten, weißen, fleischigen Blattrippen, die sich an den glänzend dunkelgrünen, gerippten Blättern befinden. Geschmacklich ist Pak Choi etwas saftiger und aromatischer als Chinakohl.

Pak-Choi wird wie Chinakohl in China, Korea, Taiwan und Japan angebaut, in Europa dagegen hauptsächlich in den Niederlanden kultiviert.

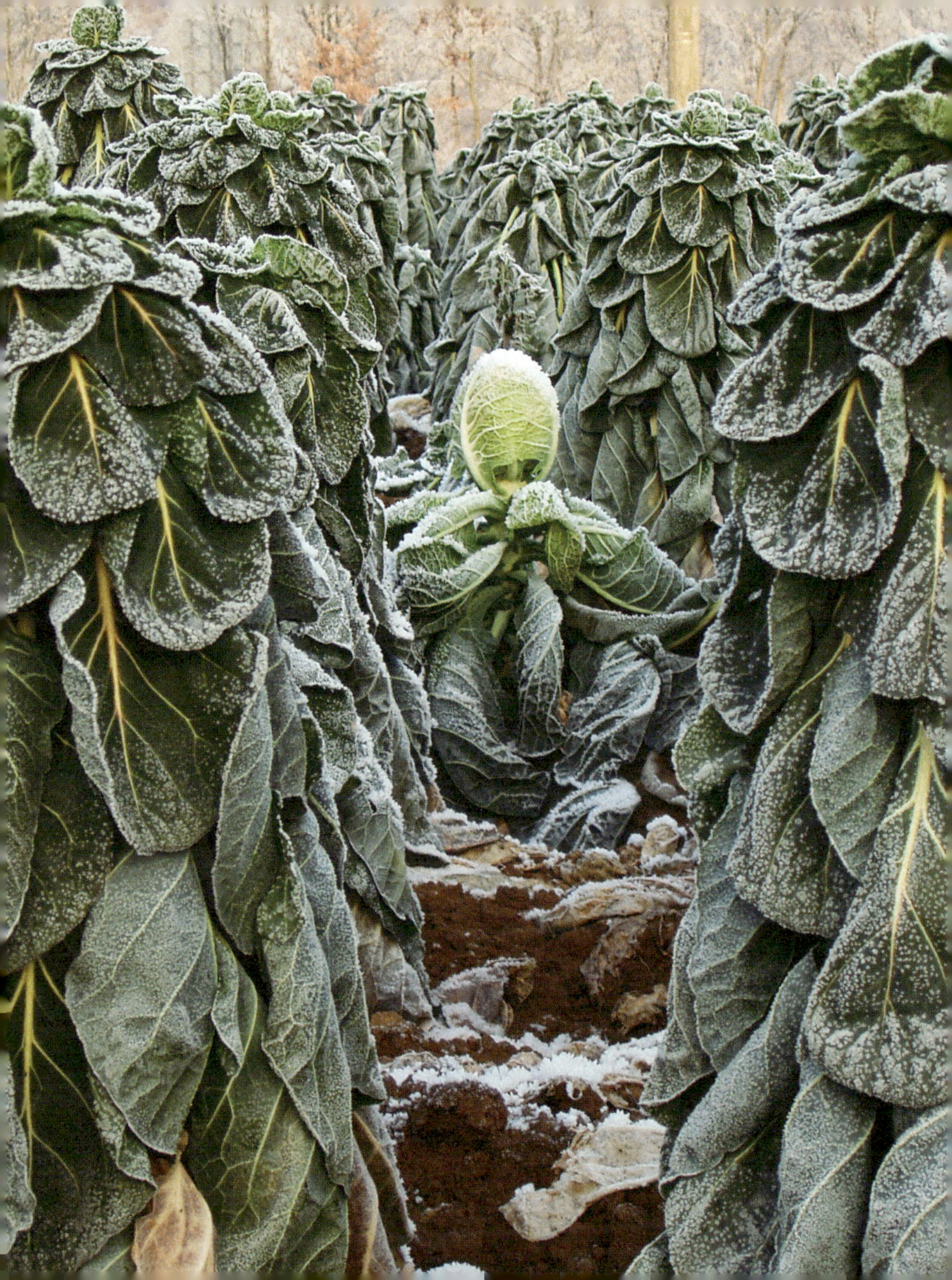

Palmkohl

Beim Palmkohl handelt es sich wohl um einen der ältesten Blätterkohle, der auch unter unzähligen weiteren Namen – Nero di Toscana, Cavolo nero, Cavolo laciniato nero di Toscana, Italienischer Kohl, Toskanischer Kohl, Schwarzkohl – bekannt ist. Er gilt als Ursprung vieler anderer Kohlpflanzen und wird traditionell in Norditalien, vor allem in der Toskana, bei uns jedoch nur selten angebaut. Der Palmkohl ist eine zweijährige Pflanze.

Sein eindrucksvolles Erscheinungsbild – seine Höhe bis zu drei Meter, sein palmartiger Wuchs und die schwarzgrünen, blasigen, nach unten gerollten Blätter – haben dazu geführt, dass der Palmkohl auch gerne als Zierpflanze verwendet wird.

Die milden Blätter werden im Laufe des Sommers geerntet, und zwar von unten nach oben. Die oberste Rosette bleibt stehen und sorgt für ständigen Nachschub. Die Blätter ergeben ein vorzügliches Gemüse, eignen sich aber auch für Salate.

Rosenkohl

Der Rosenkohl ist wohl der jüngste und kleinste Sprössling der Kohlfamilie. Erst im 19. Jahrhundert begannen Gemüsebauern in der Umgebung von Brüssel – daher heißt Rosenkohl in vielen Gegenden auch Brüsseler Kohl oder Brüsseler Sprossen (Chou de Bruxelles) – mit der Zucht dieser Kohlpflanze. Bei den hell- bis dunkelgrünen »Röschen« handelt es sich um die Triebknospen am Stängel. Sie ähneln kleinen Kohlköpfen, werden aber nur etwa so groß wie eine Walnuss.

Der Rosenkohl ist ein typisches Wintergemüse. Sein herber Geschmack

Rosenkohl ist ein typisches Wintergemüse, dessen Geschmack sich mit dem ersten Frost verfeinert.

verfeinert sich, wenn er dem ersten Frost ausgesetzt war. Die bei frostigen Temperaturen vorhandenen Eiskristalle lockern die Zellwände auf, dadurch wird der Rosenkohl zarter und besser verdaulich. Am Strunk eingeschnitten sind die Röschen in 10 bis 15 Minuten gar.

Achtung:
Bei erhöhten Harnsäurewerten und Gicht sollte Rosenkohl wegen seines relativ hohen Puringehalts nur selten auf dem Speiseplan stehen.

Rotkohl
Dieser farbenfrohe Vertreter der Kohlfamilie, in Süddeutschland auch als Blaukraut bezeichnet, gilt als Delikatesse unter den Kohlköpfen. Mit seinem leicht süßlichen Aroma, das durch Zimt, Nelken oder Äpfel, Rosinen und getrocknete Aprikosen noch verstärkt wird, passt er hervorragend als Beilage zu Wildgerichten. Zwar hat Rotkohl die gleiche Geschichte und auch den gleichen Stammbaum wie sein weißer Bruder, der Weißkohl, er wurde jedoch im Gegensatz zu diesem schon immer auch von der sogenannten besseren Gesellschaft sehr geschätzt. Frischen Rotkohl gibt es das ganze Jahr über. Vom Frühsommer bis zum September kommt die frische Ernte auf den Markt. Nur die Sorten, die Anfang November geerntet werden, eignen sich für eine längere Lagerung.

Das Rotkraut besitzt eine Farbe, die genau zwischen rot und blau liegt. Im Mittelalter existierte noch kein Begriff für diesen Zwischenton. »Lila« – ein Wort arabischen Ursprungs – kennt die deutsche Sprache erst seit dem 18. Jahrhundert, es gab nur die Volltonadjektive »blau« und »rot«. In den deutschen Regionen fielen die Entscheidungen unterschiedlich aus: Das deutsche Sprachgebiet kannte im Süden vornehmlich das *Blau*kraut, im Norden eher den *Rot*kohl.
Heute entscheidet über Blaukraut oder Rotkraut hauptsächlich die Zubereitung: Je mehr Essig oder andere Säuren zum Beispiel durch Zugabe von Äpfeln beim Kochen dazugegeben werden, desto roter ist das Kraut. Durch diese lokalen Zubereitungsformen erklären sich die unterschiedlichen Bezeichnungen Rotkraut oder Blaukraut. Diese Farbänderung rührt von den im Rotkohl enthaltenen Anthocyanen her, die als Säure-Base-Indikator wirken. Diese Anthocyane sind auch in anderen lilafarbenen Pflanzen und Blütenblättern enthalten.

Weißkohl und Spitzkohl

Die Liste der Kohlsorten hinsichtlich der Verzehrsmenge führt in Deutschland der Weißkohl, auch Weißkraut, Kabis, Kobis, Kraut oder Kappes genannt, an. Dieser älteste Vertreter der Kohlfamilie wird auch als »Arzt des kleinen Mannes« bezeichnet. Mit bis zu zwei Kilogramm gehört der hellgrüne Kohlkopf auch zu den schwersten Kohlsorten. In Deutsch-

land kann man den Weißkohl nahezu das ganze Jahr über kaufen, von Mai bis Dezember gibt es frischen Weißkohl, wobei der Herbstkohl aromatischer ist. Jährlich werden rund 350 000 Tonnen Weißkohl – überwiegend noch per Hand – geerntet. Ungefähr zwei Drittel der Ernte werden zu Sauerkraut weiterverarbeitet.
Der längliche Bruder des Weißkohls ist der Spitzkohl. Er wurde 1837 von Missionaren aus China nach Europa gebracht, ist länglich geformt, seine hellgrünen Blätter sind kegelförmig. Der Spitzkohl hat einen feineren Geschmack und kann leichter verdaut werden als der Weißkohl. Wie der Weißkohl dient auch der Spitzkohl als Ausgangsware für Sauerkraut. Eine besonders aromatische Varietät stellt das »Filderkraut« dar. Es wurde ursprünglich in der Gegend um Stuttgart angebaut. Der großflächige Anbau wurde jedoch aufgegeben, da die modernen Kohlfabriken den runden Weißkohl schneller und effektiver verarbeitet können. Angeboten wird der Spitzkohl nur im Frühling und Sommer.

Vom Weißkohl zum Sauerkraut

Wie wird nun aus Weiß- bzw. Spitzkohl Sauerkraut? Um auch in den Wintermonaten ausreichend mit pflanzlichen Nahrungsmitteln versorgt zu sein, versuchte sich der Mensch schon früh mit den verschiedensten Konservierungsmethoden, wobei das Einsäuern von Gemüse sich bis heute gehalten hat. Wer letztendlich das Sauerkraut »erfand«, das liegt auch heute noch im Dunkeln. Man geht davon aus, dass die Einsäuerung von Kohl in zwei Regionen der Erde unabhängig voneinander »entdeckt« wurde. So gibt es Hinweise darauf, dass in Asien die Chinesen schon seit vielen Jahrhunderten die Milchsäuregärung zum Konservieren von Kohl

verwendeten. In Europa waren wohl die antiken Griechen und Römer die Ersten, die Blätterkohl einsäuerten.
Zwar kann jeder Weißkohl zu Sauerkraut verarbeitet werden, doch gibt es Sorten, die sich besonders gut eignen. Heute wird Sauerkraut in großem Maße industriell hergestellt, doch der Prozess besteht noch aus den gleichen Arbeitsschritten wie in früheren Zeiten. Im Herbst werden die Köpfe geerntet, die äußeren Blätter werden entfernt, gewaschen und beiseitegelegt. Der Weißkohl wird gewaschen, der Kern entfernt, dann wird der Kohl geviertelt. Anschließend wird der Kohl in feine Streifen gehobelt und in einen Stein- oder Gärtopf geschichtet und mit Salz bestreut. Nun muss der Kohl gründlich gestampft werden, bis reichlich Saft austritt. Dann wird wieder eine Schicht Kraut eingefüllt, mit Salz versetzt und gestampft. So wird verfahren, bis das Gärgefäß ungefähr zu drei Vierteln gefüllt ist. Den Abschluss bildet eine Lage der vorher beiseitegelegten äußeren Kohlblätter. Das Kraut muss unbedingt vollständig mit Flüssigkeit bedeckt sein. Nun muss das Kraut mit Steinen beschwert werden, wobei darauf zu achten ist, dass die Salzlake immer über den Steinen steht. Schließlich wird der Gärtopf mit dem passenden Deckel verschlossen.

Eine ausreichend große Menge Salz bildet die Basis für eine perfekte Säuerung, denn erst ab bestimmten Konzentrationen verhindert Salz die Entwicklung von Fäulnisbakterien. Industriell hergestelltes Sauerkraut enthält 0,8 bis 1,8 Prozent Salz. Möchte man Sauerkraut selbst herstellen, sollte man für 10 Kilogramm Kohl 100 Gramm Salz zugeben.

Durch das Feststampfen und das Salz werden die Zellwände der Krautblätter zerstört, Wasser und Luft treten aus. Dadurch entstehen die für die Vergärung notwendigen anaeroben Bedingungen. Unter diesen Bedingungen kann die natürliche Bakterienflora des Weißkohls die verschiedenen im Weißkohl enthaltenen Zuckerarten in Milch-, Essigsäure und Kohlendioxid umwandeln, vergären. Milch- und Essigsäure verleihen dem Sauerkraut den pikant-sauren Geschmack. Die Milchsäuregärung dauert je nach Temperatur sechs bis acht Wochen, das Sauerkraut kann verwendet werden. Zur Verfeinerung des Geschmacks können Wacholderbeeren, Kümmel oder auch Weintrauben vor der Gärung zugegeben werden. Gekühlt bleibt es mehrere Monate haltbar. Industriell hergestelltes Sauerkraut wird meistens durch Erhitzen noch zusätzlich haltbar gemacht.

Kimchi – das Sauerkraut Asiens

Kimchi ist das koreanische Pendant unseres Sauerkrauts, weicht jedoch geschmacklich deutlich davon ab. Es gibt Hunderte Arten von Kimchi; am bekanntesten ist der allgemein als »Kimchi« bezeichnete, sehr scharf eingelegte Chinakohl. Dieser wird wie unser Sauerkraut zunächst mit Salz eingelegt, dann gewaschen, mit einer Paste aus Knoblauch, Zwiebel, Gewürzen sowie viel Chili vermengt und dunkel eingelagert. Während der Lagerung beginnt Kimchi zu gären und erhält den typischen Geschmack, im Laufe der Zeit säuert er.

Vom Weißkohl zum Sauerkraut – die Einsäuerung von Kohl ist vermutlich schon seit Jahrtausenden bekannt.

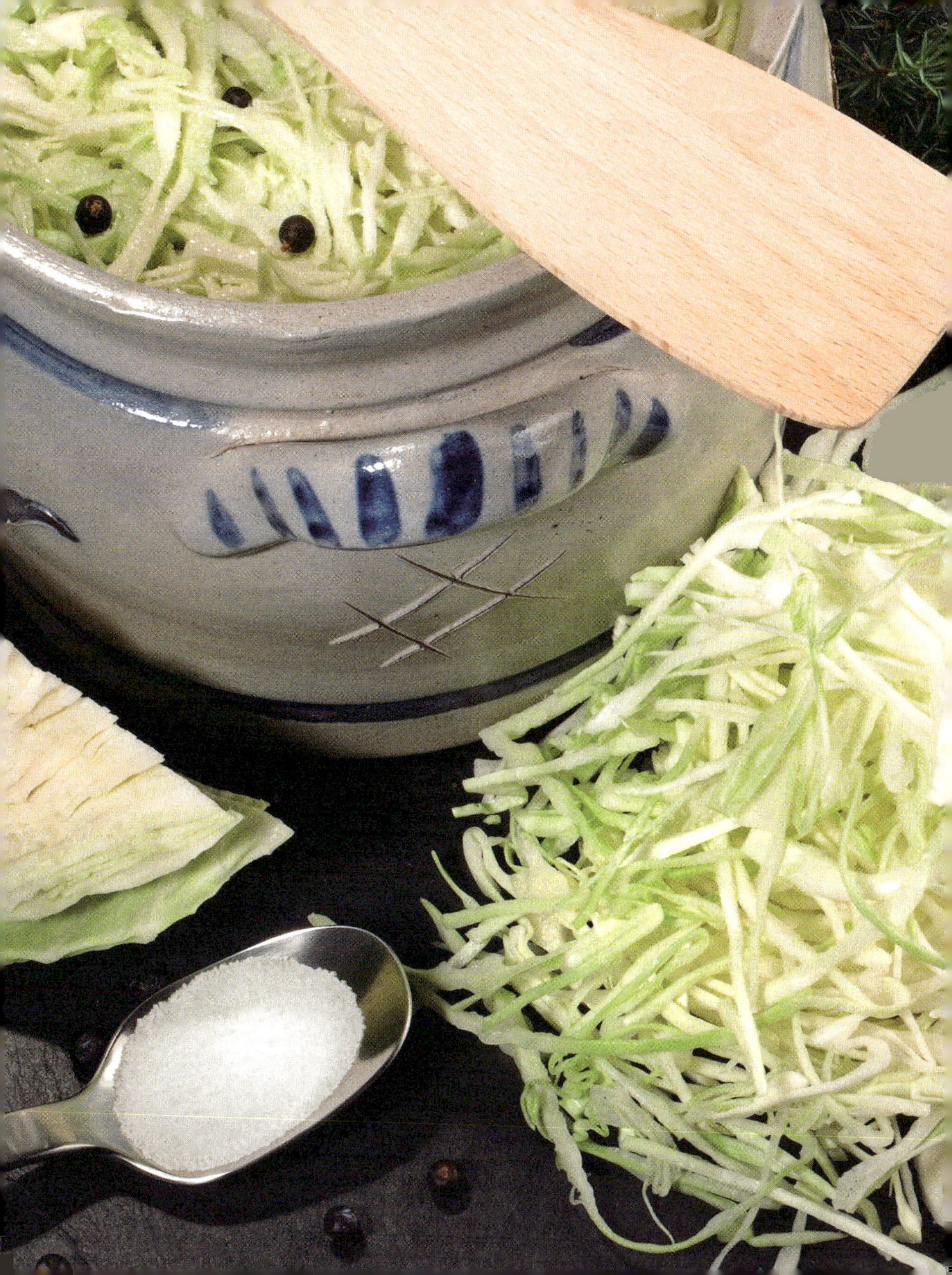

Früher war Kimchi in Korea die Hauptvitaminquelle in der Winterzeit. Im Herbst wurden große Mengen Kimchi eingelagert und auf dem Lande in speziellen Tongefäßen im Boden eingegraben, wo optimale Lagerungsbedingungen herrschten (kein Frost, aber gleichbleibend kühl). Heute steht in vielen koreanischen Haushalten ein spezieller »Kimchi-Kühlschrank«, in dem der selbst eingelegte oder gekaufte Kimchi lagert.
Kimchi wird zu allen Speisen in Korea gereicht.

Wirsing

Wirsing, auch Welschkraut, Savoyer Kohl oder Wirz genannt, stammt aus Italien, ist aber heute auf der ganzen Welt verbreitet. Nach Deutschland kam der Wirsing vermutlich im 18. Jahrhundert. Es handelt sich beim Wirsingkohl um ein Kreuzungsprodukt aus Weißkohl und Palmkohl. Charakteristisch sind seine dicken, grünen, krausen Blätter, die ihm auch den Namen Krauskohl einbrachten. Ihre Farbe variiert je nach Jahreszeit – Wirsing ist frostfest – und Sorte zwischen hell- und dunkelgrün. Wie beim Weißkohl gibt es Sorten, die rund, und solche, die spitz zulaufen. Und wie die meisten anderen Kohlgemüse ist Wirsing während des ganzen Jahres im Handel erhältlich, er gilt aber traditionsgemäß eher als typisches Herbst- und Wintergemüse. Wegen seines feinen Aromas – Wirsing ist leichter bekömmlich und zarter im Geschmack als Weißkohl – kann Wirsing in der Küche vielseitig verwendet werden, auch Feinschmecker wissen dieses Kohlgemüse zu schätzen.

Kohlgemüse weltweit

Heute wird Kohlgemüse auf der ganzen Welt angebaut. So findet sich Brokkoli vor allem in Nord- und Südamerika, in Australien hauptsächlich der Blumenkohl, in Europa und den Staaten der ehemaligen Sowjetunion ist dagegen hauptsächlich der Weißkohl vertreten. Und selbst in Afrika – vor allem in Kenia und Ägypten, Äthiopia, Niger und Südafrika – gibt es Weißkohlanbau.

Entsprechend dem weltweiten Anbau findet sich Kohl auch in aller Welt auf den Speiseplänen. So besteht das norwegische Beinahe-Nationalgericht Fårikål (»Lamm in Kohl«) hauptsächlich aus Kohl und Lamm. Tradition hat Kohl auch in der polnischen Küche, beispielsweise im Nationalgericht Bigos, einem Sauer- und Weißkrauteintopf. Und selbst das Nationalgericht Brasiliens – Feijoada – enthält neben Bohnen und Schweinefleisch auch Kohl. In Russland ist Kohl unverzichtbar für Schtschi, die russische Kohlsuppe, und Kohlrouladen. Die Ukrainer verwenden ihn gerne als Zutat für den Borschtsch. In der Türkei gibt es Hunderte Rezepte mit Kohl. Die Portugiesen kochen ihre Cremesuppe »Caldo verde« mit Grünkohl. In Asien steht der Kohl auf der Liste der beliebtesten Gemüse an erster Stelle. Die Amerikaner, denen wir Deutsche den Namen »Krauts« verdanken, lieben Cole Slaw, einen Weißkrautsalat mit etwas Möhre und sehr viel Mayonnaise.

Die Inhaltsstoffe von Kohl und ihre Wirkung

Kohlgemüse gehört zu den Spitzenreitern hinsichtlich des Vitamin- und Mineralstoffgehaltes. Besonders zu erwähnen sind hier die Vitamine C, Folsäure – 200 Gramm liefern die Hälfte des Tagesbedarfs –, B_1, B_2 und B_6. Bei Vitamin K, dem Vitamin für Wundheilung und Blutgerinnung, ist Grünkohl Spitzenreiter mit 817 mg in 100 Gramm Ware. Mit hohen Konzentrationen an Calcium – wichtig für Knochen und Zähne – überzeugen vor allem Grünkohl, Brokkoli und Wirsing. Kalium, wichtig für Wasserhaushalt und Muskulatur, ist reichlich in Grün- und Rosenkohl zu finden. Alle grünen Kohlsorten liefern Eisen. Außerdem enthält Kohlgemüse die Antioxidantien Provitamin A (Beta-Karotin) und Vitamin E. Beide hemmen Entzündungen und stärken das Immunsystem. Auch Ballaststoffe sind im Kohlgemüse in großen Mengen enthalten. Kohlgemüse ist unschlagbar hinsichtlich des Gehalts an sekundären Pflanzenstoffen, vor allem Karotinoide und Glukosinolate. Glukosinolate sind vorwiegend in Pflanzen der Kreuzblütler-Familie enthalten. Ihre Abbauprodukte, die Isothiocyanate, Thiocyanate und Indole, bewirken den typischen Geschmack der verschiedenen Kohlarten. Sie wirken im menschlichen Organismus antikanzerogen und antimikrobiell. Kohlgemüse enthält rund 49 verschiedene sekundäre Pflanzenstoffe. Und noch eins ist allen Kohlsorten gemeinsam: Sie haben wenig Kalorien.

Nährwerte verschiedener Kohlsorten pro 100 g (roh) essbarem Anteil (modifiziert nach GU-Nährwert-Tabelle 2007)

Sorte	**Kalorien**	**Ballast-stoffe**	**Vitamine**					**Mineral-stoffe**		**Spuren element**
			Vit. A	**Vit. C**	**Vit. E**	**Vit. K**	**Folsäure**	**Calcium**	**Kalium**	**Eisen**
	kcal	*g*	*µg*	*mg*	*mg*	*mg*	*µg*	*mg*	*mg*	*mg*
Blumenkohl	22	2,9	2	69	0,1	167	125	22	328	0,6
Brokkoli	26	3,0	50	115	0,5	154	111	58	320	0,8
Chinakohl	12	1,7	23	26	0,1	80	66	40	144	0,6
Grünkohl	37	4,2	1447	105	1,7	817	187	212	490	1,9
Kohlrabi	24	1,4	2	63	0,4	7	70	68	322	0,5
Rosenkohl	36	4,4	94	112	0,9	275	182	31	450	1,1
Rotkohl	21	2,5	8	50	1,7	25	35	35	267	0,5
Weißkohl	24	2,9	4	47	1,7	80	31	45	255	0,5
Wirsing	25	2,5	783	50	2,5	0,1	90	64	236	0,5

100 Gramm Grünkohl enthalten mehr Eisen als die gleiche Menge Schweinefleisch und nahezu genauso viel Calcium wie ein Glas Milch. Und 100 Gramm Wirsing decken ein Viertel des täglichen Bedarfs an Folsäure. In 100 Gramm Weißkohl steckt die gleiche Menge an Vitamin C wie in einem Glas frisch gepresstem Orangensaft. Schon eine Portion Rosenkohl (200 Gramm, verzehrbarer Anteil roh) deckt den doppelten Tagesbedarf an Vitamin C.

Ob grün, weiß oder rot, ob Blätter, Knolle oder Knospen, ob rund oder spitz – die große Familie der Kohlgemüse ist nicht nur äußerst schmackhaft, sondern liefert uns viele gesundheitsfördernde Inhaltsstoffe wie Ballaststoffe, Vitamine, Mineralstoffe und Spurenelemente sowie sekundäre Pflanzenstoffe. Welche dies sind und welche gesundheitsfördernden Wirkungen diese Inhaltsstoffe haben, soll an dieser Stelle dargestellt werden.

Ballaststoffe, Vitamine & Co. – was ist das eigentlich?

Wie die Tabelle auf Seite 43 zeigt, könnte Kohlgemüse aufgrund seiner vielen gesunden Inhaltsstoffe auch als »Gesundgemüse« bezeichnet werden. Hier ein Überblick über die wichtigsten in Kohlgemüse enthaltenen Vitamine, Mineralstoffe etc. und ihre Bedeutung für unsere Gesundheit.

Ballaststoffe

Ballaststoffe – hauptsächlich Zellulose, Hemizellulose, Pektin und Lignin – sind unverdauliche Nahrungsbestandteile. Noch vor 100 Jahren gingen die Gelehrten deshalb davon aus, dass unser Körper Ballaststoffe nicht verwerten kann, sie also nur »Ballast« sind. Heute kennt man jedoch die positiven Wirkungen der Ballaststoffe, von denen nach Empfehlungen der Deutschen Gesellschaft für Ernährung (DGE) 30 g täglich aufgenommen werden sollten – ein Wert, der nur selten erreicht wird. Ballaststoffe sind ausschließlich in pflanzlichen Produkten enthalten.

Heute wird zwischen unlöslichen und löslichen Ballaststoffen unterschieden. Die unlöslichen Ballaststoffe binden Flüssigkeit im Darm und vergrößern so das Volumen des Darminhalts. Dadurch werden die natürliche Darmtätigkeit angeregt und die Verweildauer des Speisebreis im Darm verringert. In ausreichenden Mengen aufgenommen, können sie einer Verstopfung vorbeugen.

Die löslichen Ballaststoffe binden Gallensäuren – diese bestehen zu einem hohen Prozentsatz aus Cholesterin – und andere Stoffwechselprodukte, deren Ausscheidung auf diese Weise gefördert wird. Die Folge: Weniger Cholesterin kann ins Blut übergehen, der Cholesterinspiegel wird gesenkt.

Die positiven Wirkungen der Ballaststoffe auf einen Blick: Sie

- sorgen für ein anhaltendes Sättigungsgefühl,
- binden Cholesterin und Gallensäuren sowie andere schädliche Substanzen, die mit der Nahrung in den Darm gelangen, fördern so die Ausscheidung dieser Substanzen,
- regulieren die Blutzuckerwerte,
- erhöhen die Beweglichkeit des Dickdarms,
- dienen als Nährboden für viele »gesunde« Darmbakterien und spielen deshalb eine wichtige Rolle für eine gesunde Darmflora,
- können chronischen Darmerkrankungen vorbeugen,
- können das Darmkrebsrisiko reduzieren.

Die Deutsche Gesellschaft für Ernährung (DGE) empfiehlt mindestens 30 Gramm Ballaststoffe am Tag, nach Möglichkeit je zur Hälfte aus Gemüse und Getreide aufgenommen.

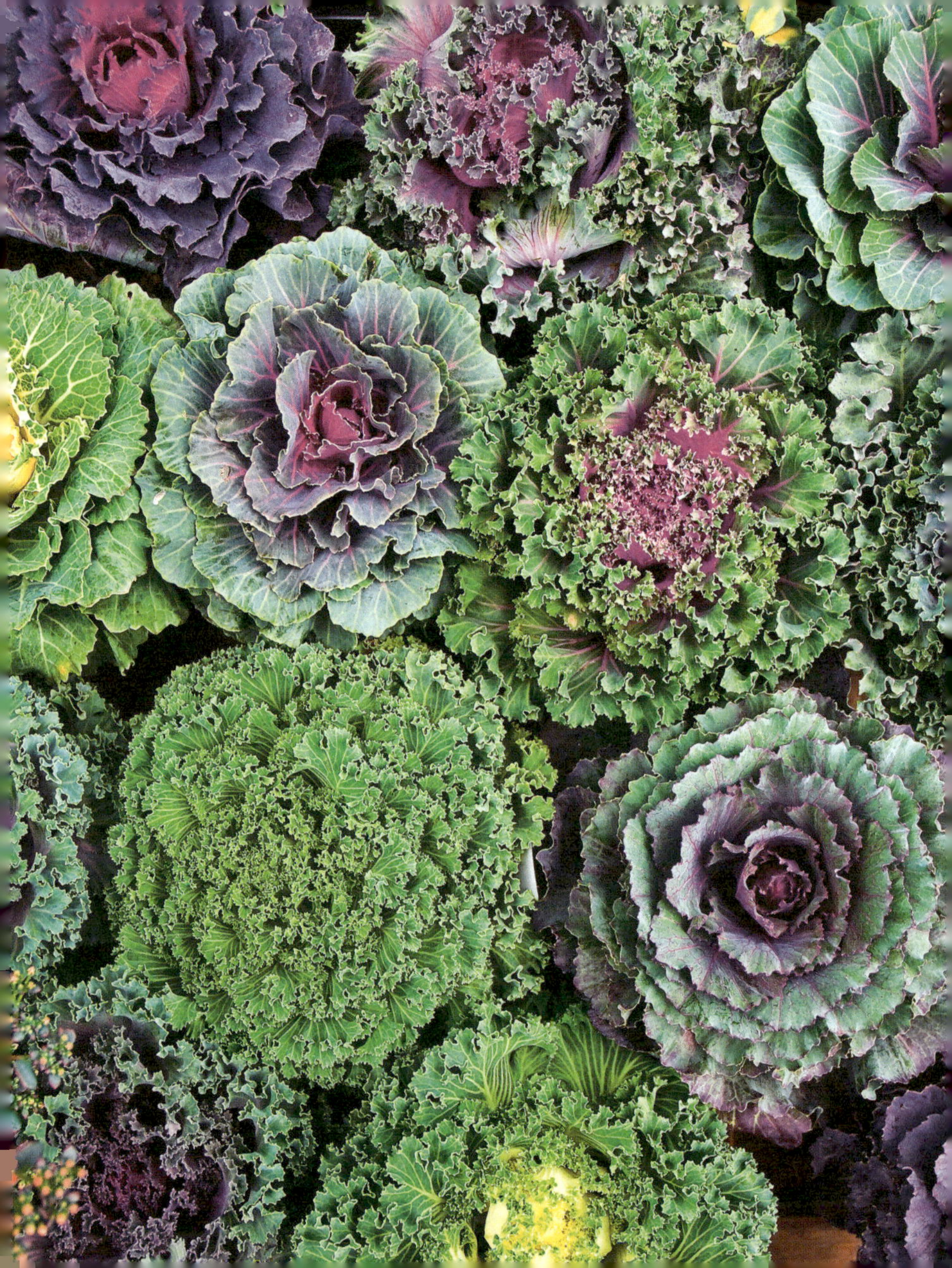

Vitamine

Vitamine spielen bei verschiedenen lebenswichtigen Prozessen eine entscheidende Rolle. Sie sind an vielen Stoffwechselreaktionen beteiligt und stärken das Immunsystem. Außerdem werden Vitamine für den Aufbau von Zellen, Blutkörperchen, Knochen und Zähnen benötigt. Wir Menschen können nur sehr wenige Vitamine selbst herstellen und diese auch nur in äußerst geringen Mengen. Deshalb müssen wir diese hochaktiven Stoffe mit der Nahrung aufnehmen. Zu ersteren Vitaminen gehört Vitamin D, für dessen Synthese unser Körper jedoch Sonnenlicht benötigt, und Niacin, ein Vitamin aus der B-Gruppe.
In diesem Kapitel werden Ihnen die wichtigsten in Kohlgemüse enthaltenen Vitamine vorgestellt, die meist mit der Nahrung aufgenommen werden müssen.

Vitamin A gehört zu den fettlöslichen Vitaminen und kommt in der Natur nur in tierischem Gewebe vor. Pflanzliche Lebensmittel enthalten dagegen Beta-Karotin, aus dem vom Körper dann bei Bedarf Vitamin A gebildet wird. Deshalb wird Beta-Karotin, das beispielsweise in Grünkohl in hoher Konzentration vorliegt, aber auch in Karotten, roter Paprika und Tomaten enthalten ist, auch als Provitamin A bezeichnet. Da der Körper Beta-Karotin nicht in nennenswerten Mengen speichern kann, muss es täglich in ausreichender Menge zugeführt werden. Vitamin A, das in der Leber gespeichert wird, spielt für den Sehvorgang und für den Stoffwechsel der Haut und Schleimhaut eine wichtige Rolle. Es wird für die normale Zellteilung benötigt und auch ein funktionierendes Immunsys-

Zierkohl enthält viel Vitamin A und C.

tem braucht Vitamin A. Eine weitere sehr wichtige Aufgabe erfüllt Beta-Karotin: Wird es im Körper nicht in Vitamin A umgewandelt, wirkt es als Antioxidans, denn es fängt die gesundheitsschädlichen freien Radikale ab (siehe Kasten rechts). Laut Zufuhrempfehlung der Deutschen Gesellschaft für Ernährung (DGE) benötigt ein gesunder Mensch 1,0 (Männer) bzw. 0,8 mg (Frauen) Vitamin A. Ein permanenter Vitamin-A-Mangel kann sich beispielsweise als Nachtblindheit, aber auch als schuppende und trockene Haut und Schleimhaut manifestieren.

Vitamin C (Ascorbinsäure) – ein wasserlösliches Vitamin, das nicht nur in Kohlgemüse, sondern auch in Paprikaschoten, Tomaten und Zitrusfrüchten in höheren Mengen enthalten ist – trägt zur Stabilisierung des Abwehrsystems bei, d.h. das Vitamin hilft, Erreger abzuwehren und somit Krankheiten vorzubeugen. Außerdem ist Vitamin C wichtig für die Bildung von Bindegewebe, es hilft bei der Verwertung von Eisen aus der Nahrung, spielt für die Wund- und Knochenheilung eine wesentliche Rolle und ist an der Regulation des Zellstoffwechsels beteiligt. Aber Vitamin C kann noch mehr: Es ist ein wichtiger Radikalfänger, d.h. es zählt zu den wesentlichen Abwehrmechanismen zum Schutz des Körpers vor Schäden durch freie Radikale. Nach den Empfehlungen der DGE müssen täglich 100 mg Vitamin C dem Körper zugeführt werden. Kranke und ältere Menschen, Raucher, Schwangere sowie Frauen, die die Antibabypille nehmen, weisen einen erhöhten Vitamin-C-Bedarf auf. Wussten Sie übrigens, dass Vitamin C und Selen Umweltgifte wie Blei, Cadmium oder Quecksilber abfangen? Oder dass bereits der Genuss einer einzigen Zigarette 25 mg Vitamin C »verbraucht«?

Freie Radikale und Antioxidantien – was ist das eigentlich?
Bei den im Körper ablaufenden Stoffwechselvorgängen wechseln sich Schäden und Reparaturen immer ab. Diese Prozesse bestimmen das Leben einer Zelle. Kann die Zelle nicht mehr repariert werden, stirbt sie ab. Dies geschieht beispielsweise im Alterungsprozess. Doch es gibt bestimmte Faktoren wie die freien Radikale, die die Lebenszeit einer Zelle erheblich verkürzen können. Zu diesen zählt beispielsweise das Sauerstoffradikal, eine äußerst reaktionsfreudige Form des Sauerstoffs, die zu einem geringen Anteil im Rahmen des Umwandlungsprozesses von Wasserstoff und eingeatmetem Sauerstoff zu Wasser entsteht. Aber die Bildung solcher Radikale kann auch auf anderen Ursachen beruhen: So fördern schädliche Stoffe aus der Umwelt, wie UV-Strahlung der Sonne, Nikotin, Alkohol, Ozon, Luftverschmutzung, Schwermetalle, Pestizide, Wohngifte, Lösungsmittel und radioaktive Strahlung, die Bildung freier Radikale. Vermehren sich die freien Radikale im Körper über eine verträgliche Grenze, kommt es über eine chemische Reaktion – Oxidation – zum vermehrten Zelltod. Von diesen schädigenden Einflüssen der freien Radikale ist jedes Organ und jedes Gewebe betroffen. Viele lebensbedrohende Erkrankungen – beispielsweise Krebs – werden u. a. auf die Wirkung freier Radikale zurückgeführt.
Ein gesunder Mensch verfügt über einen gut funktionierenden Schutzmechanismus gegen die freien Radikale. Wichtigster Bestandteil dieses Schutzsystems sind die sogenannten Antioxidan-

tien. Diese Substanzen wirken der Bildung freier Radikale entgegen und können ihre schädigenden Einflüsse verringern. Dies geschieht durch eine chemische Reaktion, bei der die freien Radikale verbraucht und damit unschädlich gemacht werden. Die lebensnotwendigen Antioxidantien führen wir entweder mit der Nahrung zu, wie zum Beispiel auch das Vitamin C, oder sie werden vom Körper selbst gebildet. Zu Ersteren gehören die Karotinoide (s. S. 47), die Vitamine C und E sowie die Spurenelemente Selen und Eisen. Zur Gruppe der vom Körper gebildeten Antioxidantien zählen die Enzyme Superperoxiddismutase, Glutathionperoxidase und Katalase sowie Sulfhydrylgruppen.

Das fettlösliche *Vitamin E* – ein Sammelbegriff für verschiedene fettlösliche Substanzen mit antioxidativen und nicht-antioxidativen Wirkungen, von denen vier Formen als Tocopherole bezeichnet werden – wird nur in Pflanzen gebildet, deshalb gelten Pflanzenöle als eine der wichtigsten Vitamin-E-Quellen. Wie Beta-Karotin und Vitamin C handelt es sich bei Vitamin E ebenfalls um ein starkes Antioxidans. Es schützt die mehrfach ungesättigten Fettsäuren in Zellwänden, Lipoproteinen und Depotfett vor der Zerstörung durch freie Radikale. Auf diese Weise unterstützt das fettlösliche Vitamin beispielsweise Immunsystem und Gefäße, und spielt beim Fettstoffwechsel eine entscheidende Rolle. Es schützt das Nervensystem und die Retina, senkt das Herz-Kreislauf-Risiko, reduziert etliche Krebsrisiken und das Alzheimer-Risiko. So haben US-amerikanische Studien gezeigt, dass eine erhöhte Aufnahme von Vitamin E (400 bis 800 IE pro Tag) das Risiko für die Entstehung einer koronaren Herzerkrankung reduziert. Liegen bereits Gefäßveränderungen vor, kann durch Vitamin E das Fortschreiten der Erkrankung gebremst werden. Dies wird dadurch erreicht, dass Vitamin E die LDL-Fraktion der Blutfette vor der Oxidation schützt und damit die Einlagerung dieser Fette in die Gefäßwand verhindert. Außerdem beeinflusst Vitamin E das Gerinnungssystem positiv und verringert dadurch das Risiko für Schlaganfall oder Herzinfarkt. Die Angaben über die empfohlene tägliche Zufuhr von Vitamin E variieren weltweit stark. Heute geht man von einem täglichen Bedarf von 12 mg aus, Schwangere und alte Menschen benötigen mehr.

Die *Folsäure* gehört zur Gruppe der wasserlöslichen B-Vitamine und spielt beim Aufbau der Eiweiße und damit der Erbsubstanz sowie bei der Bildung der roten und weißen Blutkörperchen eine entscheidende Rolle. Damit ist die Folsäure für die Zellerneuerung im Körper und den Sauerstofftransport unbedingt notwendig. In Kombination mit den Vitaminen B_2, B_6 und B_{12} wandelt Folsäure außerdem Homocystein, ein giftiges Zwischenprodukt des Eiweißstoffwechsels im Körper, in Methionin um. Stehen dem Körper genug Vitamin B_6, B_{12} und Folsäure zur Verfügung, bildet er aus Homocystein die Aminosäure Cystein. Folsäure kommt in hohen Konzentrationen in grünen Blattgemüsen wie Grünkohl oder Wirsing als Folat vor.
Studien der DGE haben gezeigt, dass wir zumindest tendenziell nicht ausreichend mit Folsäure versorgt sind. Die DGE empfiehlt für einen Er-

wachsenen pro Tag eine Menge von 400 µg Folat. Im Durchschnitt nimmt der Bundesbürger jedoch nur etwas mehr als die Hälfte dieser Menge auf. Ein hoher Folsäure-Blutspiegel ist vor allem vor und während der Schwangerschaft unerlässlich, da ein Folsäuremangel beim ungeborenen Kind zu Missbildungen wie einen offenen Rücken (Neuralrohrdefekt) führen kann. Deshalb empfiehlt die DGE allen Frauen, die schwanger werden könnten, 400 µg Folsäure pro Tag. Die Supplementierung sollte mindestens vier Wochen vor der Konzeption erfolgen und während des ersten Drittels der Schwangerschaft beibehalten werden. Diese Folsäure-Gabe ersetzt jedoch keinesfalls die Folatzufuhr mit der Nahrung, die bei Schwangeren 600 µg pro Tag betragen sollte.

Homocystein gilt als einer der Risikofaktoren für die Entstehung einer Arteriosklerose. Außerdem schädigt ein hoher Homoystein-Blutspiegel Herz und Blutgefäße.

Vitamin K ist ein Sammelbegriff für eine Reihe fettlöslicher Verbindungen, von Bedeutung sind jedoch nur Vitamin K1 und K2. Es fördert die Blutgerinnung, da es in die Bildung von Blutgerinnungsfaktoren involviert ist. Außerdem spielt das Vitamin bei der Eiweißsynthese in Blut, Niere und Knochen eine entscheidende Rolle. Schließlich deuten verschiedene Untersuchungen darauf hin, dass Vitamin K auch an der Mineralisation der Knochen beteiligt und so wichtig für den Schutz vor Osteoporose ist. Vitamin K ist vor allem in grünem Blattgemüse und

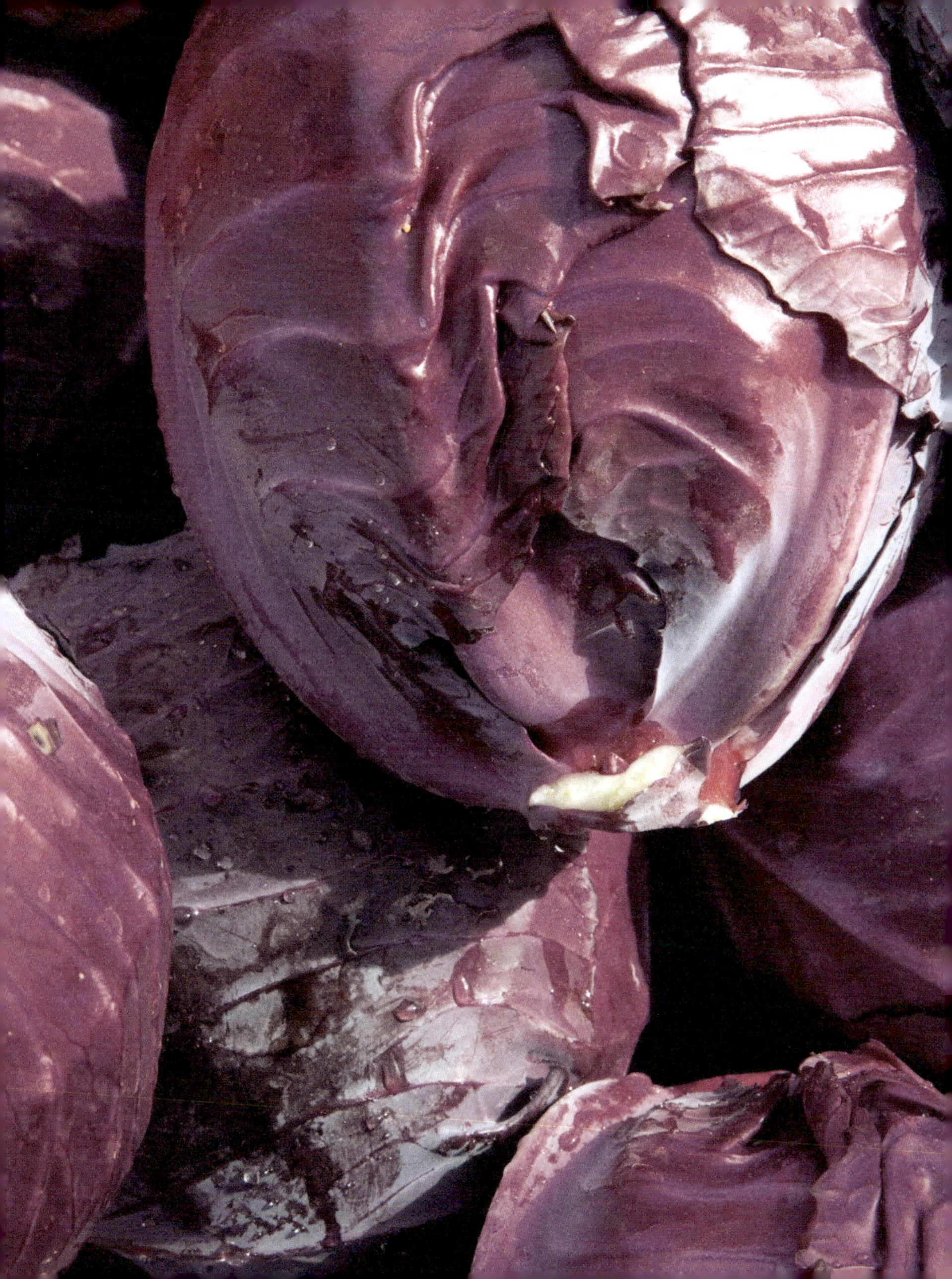

Salat, außerdem in Vollkornerzeugnissen, Fleisch, Milch, Eiern, Früchten und anderen Gemüsesorten in höherer Konzentration enthalten. Zwar wird Vitamin K auch im Darm von dort angesiedelten Bakterien produziert, doch ist mehr als fraglich, ob mit diesen Mengen der tägliche Bedarf – die DGE empfiehlt die Aufnahme von 70 µg Vitamin K täglich – gedeckt werden kann. Bei gesunden Menschen und gemischter Kost ist ein Vitamin-K-Mangel unwahrscheinlich. Jedoch kann es bei verschiedenen Erkrankungen des Magen-Darm-Trakts und bei längerer Einnahme von Medikamenten wie Antibiotika, Antiepileptika und Salizylate zu einem Vitamin-K-Defizit kommen. Dies äußert sich aufgrund der Wirkung von Vitamin K auf die Blutgerinnung vor allem in einer verstärkten Blutungsneigung (Nasenbluten, blaue Flecken). Eine Überdosierung ist dagegen für den gesunden Menschen nicht mit Nebenwirkungen verbunden.

Wie die DGE mitteilt, ist die in vielen Beipackzetteln von Blutgerinnungshemmern aufgeführte Empfehlung, den Verzehr Vitamin-K-reicher Lebensmittel einzuschränken bzw. ganz auf solche Lebensmittel zu verzichten, nicht gerechtfertigt. Eine Reihe klinischer Untersuchungen wies nach, dass selbst der Verzehr größerer Mengen Vitamin-K-reicher Lebensmittel den sogenannten Quick-Wert (ein Wert, mit dem die Blutgerinnung bestimmt wird) nicht oder nur unwesentlich beeinflusst. Für Patienten, die Gerinnungshemmer einnehmen müssen, gibt es deshalb keinen

Grund, auf Vitamin-K-reiche Lebensmittel wie Leber, Spinat, Brokkoli, Weiß-, Rot-, Grün- und Blumenkohl zu verzichten. Es wird eine abwechslungsreiche, dem Energiebedarf angepasste Kost nach den Richtlinien der DGE empfohlen. Eine Änderung der Ernährungsweise – beispielsweise eine plötzliche Umstellung auf eine sehr fettarme Kost oder auf eine Ernährung, die reich an Blattgemüsen ist, sollte trotzdem möglichst vermieden oder zumindest ärztlich überwacht werden.
Auf die Einnahme von Vitamin-K-haltigen Nahrungsergänzungsmitteln sollte verzichtet werden, ansonsten sollte unbedingt deren Einnahme mit dem behandelnden Arzt abgesprochen werden.

Mineralstoffe

Bei Mineralstoffen (Mengenelemente) handelt es sich um lebensnotwendige – essenzielle – anorganische Nährstoffe. Da der Körper diese Substanzen nicht selbst herstellen kann, müssen sie mit der Nahrung zugeführt werden. Sie sind für den reibungslosen Ablauf vieler Körperfunktionen notwendig und steuern unzählige Stoffwechselvorgänge. So spielen sie für den ständigen Auf- und Abbau von Knochen sowie für die Muskelfunktion eine entscheidende Rolle, dienen zur Aktivierung von Enzymen und halten die Erregungsleitung im Nervensystem aufrecht. Außerdem sind sie an der Regulierung des Salz- und Wasserhaushalts, der Aufrechterhaltung des osmotischen Drucks sowie des pH-Werts des Bluts beteiligt.

Calcium findet sich im Körper in größeren Mengen als jeder andere Mineralstoff, und zwar bei Erwachsenen 1000–1500 mg. Und rund 99 Prozent davon sind in Knochen und Zähnen gebunden. Damit ist Calcium lebenswichtig für deren Bildung und ständige Erneuerung und verantwortlich für die Festigkeit von Knochen und Zähnen. Das nicht in Knochen und Zähnen gebundene Calcium hat im Körper die unterschiedlichsten Aufgaben, z. B. bei der Signalübermittlung zwischen den Zellen, bei der Übertragung von Nervenreizen, bei der Muskelkontraktion inklusive der Herztätigkeit und der Blutgerinnung.
Nach den Empfehlungen der DGE sollten Erwachsene rund 1000 mg Calcium täglich aufnehmen. Zu den Personen mit einem erhöhten Calciumbedarf gehören Säuglinge, Kinder und Jugendliche, da sie Calcium für das Knochenwachstum benötigen, schwangere Frauen, denn das ungeborene Kind braucht Calcium für die Knochenbildung, stillende Mütter und vor allem ältere Frauen, da mit dem Rückgang der Östrogenproduktikon Calcium aus den Knochen freigesetzt wird und die Knochen an Festigkeit verlieren und brechen können. Mit einer ausreichend hohen Calciumzufuhr– die übrigens immer mit der entsprechenden Zufuhr von Vitamin D gekoppelt sein muss – lässt sich also dem Knochenschwund (Osteoporose) vorbeugen. Zu den guten Calciumquellen gehören vor allem Milchprodukte, aber auch Grünkohl gehört zu den wichtigen Calciumlieferanten.
Wird dem Körper zu wenig Calcium zugeführt, wird Calcium aus den

Knochen freigesetzt, um so die zur Erfüllung der anderen Aufgaben ausreichende Calcium-Blutkonzentration aufrechterhalten zu können. Wird jedoch zu viel Calcium aus dem Knochen herausgelöst, nimmt seine Festigkeit unter Umständen dramatisch ab und er wird leicht brüchig. Ein Calciummangel kann sich außerdem in Muskelkrämpfen und Herzproblemen mit Bluthochdruck äußern.

Kalium ist der zweite in Kohlgemüse in höheren Konzentrationen vorhandene Mineralstoff. Der menschliche Körper enthält ungefähr 170 g Kalium, und zwar nahezu ausschließlich im Zellinneren. Kalium muss im Körper vielfältige Aufgaben erfüllen: Es reguliert Blutdruck und Herzschlag, ist verantwortlich für die Erregbarkeit von Muskeln und Nerven und wird unbedingt für die Übertragung von Nervenimpulsen benötigt. Gemeinsam mit Natrium und Chlor – zwei weitere lebenswichtige Nährstoffe – steuert Kalium den Wasser- und Elektrolythaushalt. Schließlich ist der Mineralstoff am Energiestoffwechsel beteiligt.
Nach Empfehlungen der DGE sollten Erwachsene täglich 2000 mg Kalium zu sich nehmen. Dieser Bedarf wird normalerweise durch eine gesunde Ernährung gedeckt. Besonders viel Kalium enthalten pflanzliche Lebensmittel, so auch Kohlgemüse, das deshalb zu einer ausreichenden Versorgung mit Kalium beiträgt. Reich an Kalium sind aber auch Vollkornprodukte, Kartoffeln, Fisch und Bananen. Ein Kaliummangel kann vor allem nach größerem Flüssigkeitsverlust auftreten, beispielsweise bei lang andauerndem Durchfall und Erbrechen. Aber auch die längere Einnahme von Entwässerungs- und Abführmitteln kann zu einem Kaliumdefizit führen, das sich in Muskelschwäche und Herzproblemen äu-

ßern kann. Eine langfristige Überversorgung mit Kalium wirkt harntreibend, denn Kalium regt die Nieren zu einer erhöhten Harnproduktion an. Da Kalium in sehr hohen Dosierungen die Kontraktion des Herzmuskels hemmt, gehören auch ein verlangsamter Herzschlag mit Lethargie, Lähmungserscheinungen und schließlich Herzversagen zu den Folgen – aber solch hohe Mengen können nicht über die Nahrung zugeführt werden.

Spurenelemente

Als Spurenelemente werden Mineralstoffe bezeichnet, die beim Menschen weniger als 0,01 Prozent des Körpergewichts ausmachen. Aus diesem Grund erhielten sie den Sammelbegriff »Elemente, die nur in Spuren in Lebewesen vorkommen«. Ebenso wie die Mineralstoffe, die im menschlichen Organismus in höheren Konzentrationen vorliegen, gehören viele Spurenelemente zu den essenziellen Substanzen und müssen mit der täglichen Nahrung zugeführt werden.

Eisen ist ein wichtiger Baustein des roten Blutfarbstoffs (Hämoglobin) und spielt somit für den Sauerstofftransport im Körper eine wichtige Rolle. Hämoglobin – ein sauerstoffbindendes Protein – enthält ca. 70 Prozent des gesamten Eisenbestands des Körpers. Außerdem wird Eisen für den Aufbau des Muskelfarbstoffs Myoglobin benötigt, das den Sauerstoff in den Muskeln speichert. Eisenhaltige Enzyme sind auch an der Umwandlung von Beta-Karotin in Vitamin A beteiligt (s. S. 47), ebenso an der

Bildung von Kollagen, ein Eiweiß, das in Zahnfleisch, Zähnen, Knorpel und Knochen enthalten ist.
Die DGE empfiehlt für Erwachsene die Aufnahme von 10 mg (Männer) bzw. 15 mg (Frauen). Im Alter sinkt der Bedarf bei Frauen, dann genügt die Zufuhr von 10 mg Eisen täglich. Gute Eisenquellen sind rotes Fleisch und Leber. Auch Gemüse, z. B. Grünkohl, Vollkornprodukte und Hülsenfrüchte, enthalten viel Eisen. Eisen aus Lebensmitteln tierischen Ursprungs kann der Körper besser verwerten als solches aus Lebensmitteln pflanzlichen Ursprungs. Der Grund ist, dass das pflanzliche Eisen mit anderen Nahrungsbestandteilen (z. B. Phytinsäure in Vollkornprodukten, Gerbsäure in Tee und Kaffee, Oxalsäure im Spinat) komplexe Verbindungen eingeht und diese erst im Körper gespalten werden müssen, bevor sie dort verwertet werden können.
Ein Eisenmangel ist relativ häufig, jedoch ist nur selten ein ungenügendes Angebot in der Nahrung die Ursache dafür. Meist liegt einem Eisendefizit eine gestörte Aufnahme im Magen-Darm-Bereich oder eine nicht ausreichende Speicherung in der Leber zugrunde. So kann die Aufnahme von Eisen im Darm durch Tee, Kaffee – beide enthalten Substanzen, die mit Eisen einen Komplex bilden –, Medikamente (z. B. Tetrazykline, Antazida, Kortison und hormonelle Verhütungsmittel) oder durch eine entzündete Darmschleimhaut erheblich beeinträchtigt werden. Aber auch chronischer Blutverlust, z. B. bei einem Magengeschwür, oder zu starke Regelblutungen können für einen zu niedrigen Eisenspiegel verantwortlich sein. Folge eines langfristigen Eisenmangels ist Blutarmut (Anämie), die sich vor allem durch Müdigkeit, Kurzatmigkeit, Erschöpfung, Blässe und eine spürbare Leistungsbeeinträchtigung äußert.

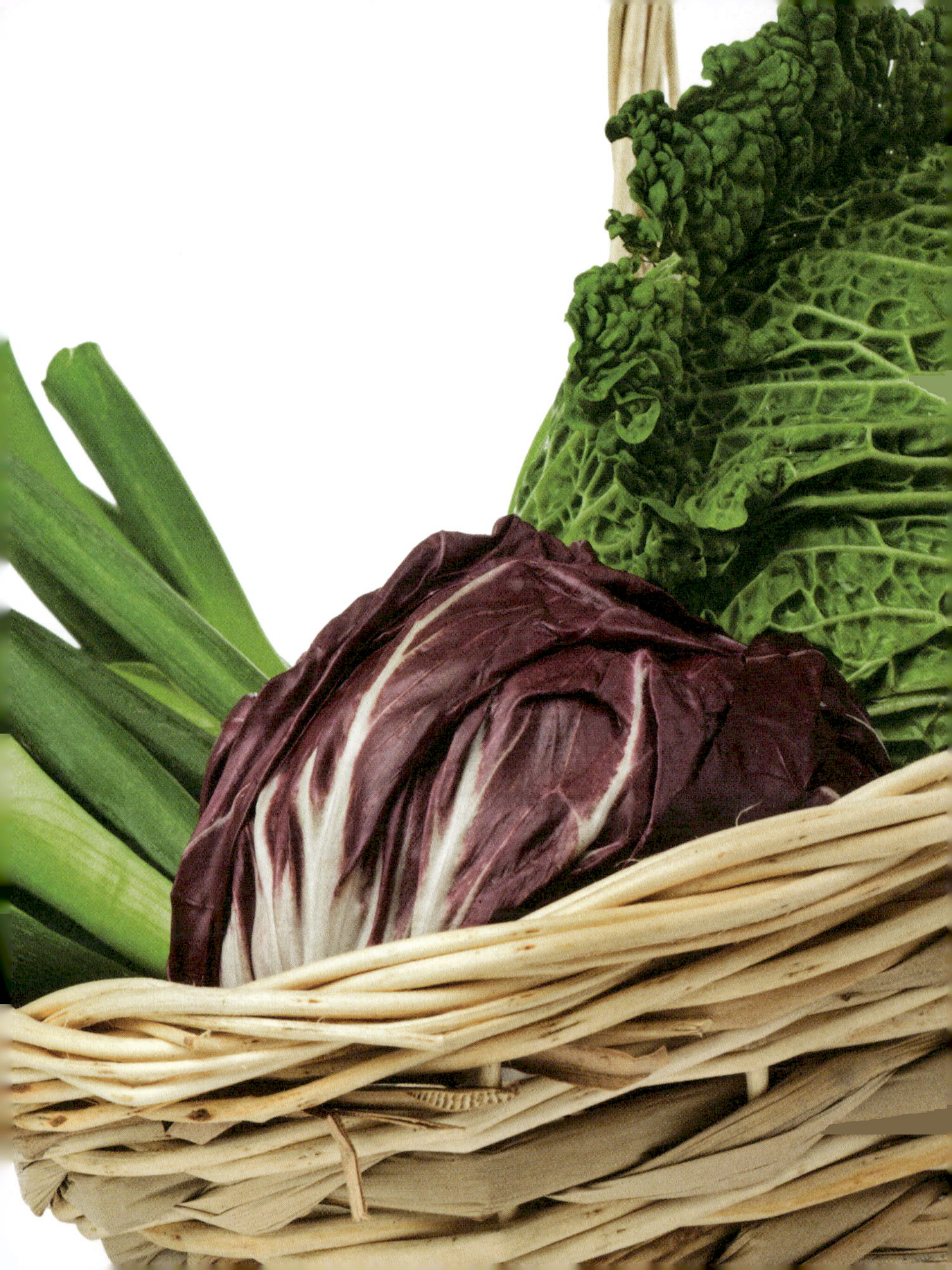

Sekundäre Pflanzenstoffe

Sekundäre Pflanzenstoffe kommen in der Pflanze im Gegensatz zu den primären Pflanzenbestandteilen wie Kohlenhydrate, Fett oder Eiweiß nur in winzigen Spuren vor. Dies bedeutet aber nicht, dass die sekundären Pflanzenstoffe weniger wichtig sind. Im Gegenteil: Der Pflanze dienen diese Stoffe als Abwehrstoffe gegen Schädlinge, als Farbstoffe, als Wachstumsregulatoren und auch als Lock- oder Aromastoffe, mit denen die Pflanzen Insekten anlocken und damit ihre Fortpflanzung sichern. Beispiele hierfür sind das Menthol aus der Pfefferminze oder das Limonen aus Zitrusfrüchten.

Die sekundären Pflanzenstoffe lassen sich nach ihrer chemischen Struktur in zehn Gruppen unterteilen und sind auch für unsere Gesundheit von großer Bedeutung:

- Karotinoide: Sie kommen in roten und gelben Früchten und Gemüsesorten vor. Sie beugen Krebs vor und wirken antioxidativ, schützen die Zellen also vor den aggressiven freien Radikalen. Sie stärken das Immunsystem und senken den Cholesterinspiegel. Zu den Karotinoiden gehören neben Beta-Karotin unter anderem auch Lykopin, Lutein und Zeaxanthin.
- Phytosterine: Diese Gruppe der sekundären Pflanzenstoffe ist in Pflanzenölen und -samen enthalten. Phytosterine beugen ebenfalls Krebserkrankungen vor.
- Saponine: Hauptlieferant dieser Gruppe sind Hülsenfrüchte. Sie beugen Krebserkrankungen vor, wirken antimikrobiell, sind also in der Lage, schädliche Mikroorganismen wie Bakterien, Viren und Pilze im

Wachstum zu hemmen, modulieren das Immunsystem und senken den Cholesterinspiegel.

- Glukosinolate: Sie kommen vor allem in Senf, Kohlrabi, Meerrettich und Kohlgemüse vor. Sie haben eine vorbeugende Wirkung gegen Krebs, wirken antimikrobiell, antioxidativ und regulieren den Blutzucker. Außerdem beugen sie Herz-Kreislauf-Erkrankungen vor.
- Polyphenole: Sie sind in grünblättrigem Gemüse oder in den Randschichten von Obst und Gemüse enthalten. Sie beugen der Entstehung von Krebserkrankungen vor, haben einen antimikrobiellen, antioxidativen und antithrombotischen Effekt. Außerdem stärken sie das Immunsystem, hemmen Entzündungen, regulieren den Blutdruck und den Blutzucker.
- Protease-Inhibitoren: Sie sind vor allem in Pflanzensamen enthalten und beugen der Krebsentstehung vor, wirken antioxidativ und regulieren den Blutzucker.
- Monoterpene: Diese Aromastoffe findet man beispielsweise in Pfefferminze, Kümmel und Limonen. Diesen Substanzen wird ein antimikrobieller Effekt zugeschrieben.
- Phytoöstrogene: Hauptlieferanten sind Sojabohnen, Leinsamen und Vollkornprodukte. Auch sie können Krebserkrankungen vorbeugen und wirken antioxidativ. Außerdem zeigen sie einen dem menschlichen Östrogen vergleichbare Wirkung, jedoch deutlich schwächer ausgeprägt.
- Sulfide: Diese Schwefelverbindungen sind vor allem in Knoblauch, Zwiebeln und Kohlgemüse enthalten und für deren typischen Geruch verantwortlich. Sulfide zeigen einen antimikrobiellen, antioxidativen

und antithrombotischen Effekt, modulieren das Immunsystem, hemmen Entzündungen, regulieren Blutdruck und Blutzucker und senken Cholesterin.

- Lektine: Man findet sie in Hülsenfrüchten und Getreide.

Die gesundheitsfördernden Wirkungen der sekundären Pflanzenstoffe auf einen Blick

Sie

- senken das Krebsrisiko (antikanzerogene Wirkung),
- hemmen die Bildung freier Radikale (antioxidative Wirkung),
- stärken das Immunsystem (immunmodulierende Wirkung),
- schützen vor durch Bakterien, Viren oder andere Erreger verursachten Infektionen bzw. Entzündungen (antimikrobielle Wirkung),
- senken den Cholesterinspiegel,
- beeinflussen den Blutzuckerspiegel günstig.

Heilmittelrezepte

Kohlgemüse ist ein rundum gesundes Gemüse. Doch nicht nur der Verzehr wirkt sich positiv auf unsere Gesundheit aus und kann sogar bestehende Beschwerden lindern, auch Anwendungen z.B. mit Kohlsaft oder Auflagen mit Kohlblättern versprechen Linderung bei vielen Krankheiten und Beschwerden. Achten Sie bitte darauf, dass Sie immer nur Kohl aus biologischem Anbau verwenden!

Natürlich hat auch der gesundheitsfördernde Einsatz von Kohl in seinen verschiedenen Anwendungsformen seine Grenzen. Deshalb gilt: Haben sich die Beschwerden nicht innerhalb von 24 Stunden deutlich gebessert, bitte immer einen Arzt aufsuchen. Dies gilt auch, wenn Sie sich nicht sicher sind, wie Sie vorgehen sollen.

Kohlsaft

Für 1 l Kohlsaft werden 2 kg Weißkohl benötigt. Der Kohl wird in Stücke geschnitten und in einer Küchenmaschine so fein wie möglich zerkleinert. Anschließend wird der zerkleinerte Kohl in einen Entsafter gegeben. Schmackhafter wird der Kohlsaft, wenn er mit Karottensaft im Verhältnis 1:1 vermischt wird.

Sauerkrautwickel

Je nach Umfang der betroffenen Bereiche werden 200 bis 400 g rohes Sauerkraut in ein Wickeltuch aus Leinen eingeschlagen. Dieses wird um die betroffene Körperstelle gelegt. Darüber gibt man ein Zwischentuch aus Baumwolle oder Leinen. Schließlich folgt ein äußeres Tuch aus Wolle oder Flanell. Statt rohem Sauerkraut kann auch Sauerkrautsaft verwendet werden. Dazu tränkt man das innere Tuch mit dem Saft.

Rotkohlwickel

Der Kohl wird wie zum Salat in schmale Streifen gehobelt. Diese werden dann als dicke Schicht in ein Tuch gelegt, mit dem möglichst zweimal täglich frisch, mittags und abends, je 20 Minuten lang die kranken Stellen bedeckt werden. Legen Sie ein Handtuch über den Wickel, damit der austretende Saft nicht die Wäsche verschmutzt.

Kohlwickel

Hierfür eigenen sich besonders gut die äußeren grünen und gesunden Blätter des Weißkohls. Der Strunk wird entfernt. Dann werden die Blätter mit einem Nudelholz oder einer Flasche gewalzt, damit die Blattrippen aufbrechen und der Saft austreten kann. Man benötigt so viele Blätter, dass sie dachziegelartig überlappend auf den betroffenen Bereich aufgelegt werden können. Dann werden die Blätter mit einem Baumwolltuch umwickelt und mit einer elastischen Binde fixiert. Sobald sich die Blätter verfärben oder beginnen, intensiv zu riechen, sollten sie entfernt werden.

Kohlauflagen – Kohlumschläge

Für diese Umschläge wählt man die dunkelgrünen Blätter von Wirsingkohl, Weißkohl oder Spitzkohl. Die Blätter werden abgelöst und gewaschen, anschließend nur sehr kurze Zeit – ungefähr 1 Sekunde – in kochendes Wasser getaucht. Dann werden die Blätter gut abgetrocknet, die mittlere Rippe wird entfernt. Mit einem Nudelholz oder einer Flasche werden die Blätter gewalzt. Bei kleinen zu behandelnden Flächen wird das Blatt nun in ungefähr 3 cm breite Streifen geschnitten, die dann wie Dachziegel auf die betroffene Stelle gelegt werden. Bei größeren Bereichen wird das ganze Blatt verwendet. Fixiert wird der Kohl mit einer breiten elastischen Binde. Bei Gelenkschmerzen soll der Umschlag am besten über Nacht einwirken. Bei offenen Wunden wird das Weißkohlblatt genau auf die Größe der Wundfläche zugeschnitten und auf die Wunde gelegt. Darüber wird Zellstoff gelegt. Zum Fixieren eignet sich eine elastische Binde. Die Auflage bleibt 30 Minuten bis 2 Stunden auf der Wunde, bis Wundsekret abfließt und ein frischer Verband notwendig wird. Nach dem Entfernen der Auflage oder des Umschlags muss die Haut gewaschen und gut abgetrocknet werden. Offene Wunden werden mit einer sterilen Flüssigkeit gespült und mit einem frischen Verband versehen.

Die dunkelgrünen Blätter vom Wirsingkohl sind für Kohlumschläge geeignet.

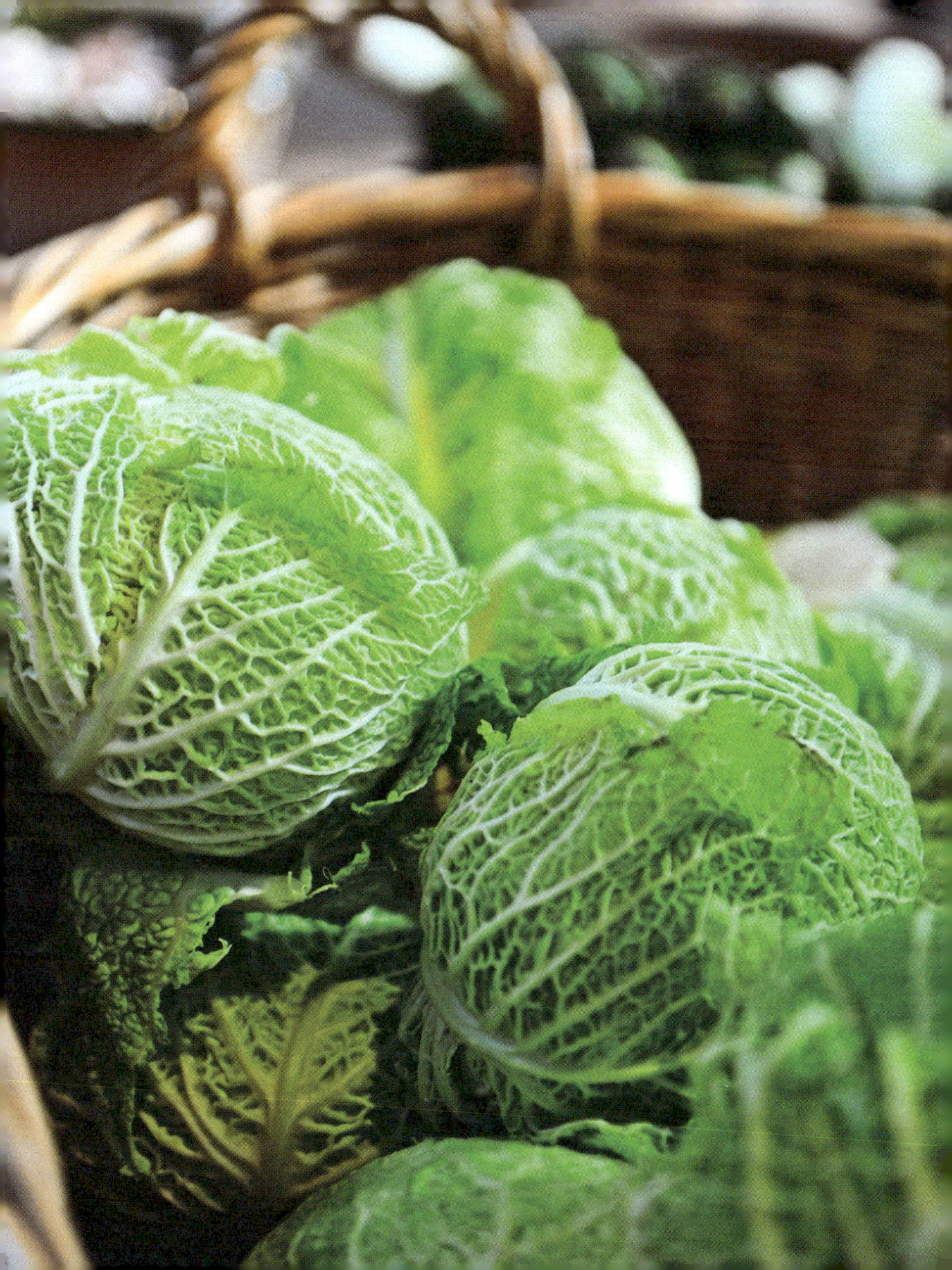

Warme Kohlbreiauflage

Schneiden Sie einen frischen Kohlkopf in Stücke und zerkleinern Sie diese im Fleischwolf oder in der Küchenmaschine. Geben Sie zu dieser Masse etwas Oliven-, Maiskeim- oder Weizenkeimöl. Streichen Sie diesen Kohl-Öl-Brei auf ein Baumwoll- oder Mulltuch, wärmen Sie beides über Wasserdampf an und legen es noch warm auf die kranke Körperstelle.

Kohlsalbe

Schmelzen Sie in einem Topf bei kleiner Hitze 5 g Bienenwachs zusammen mit 20 g Lanolin (beides erhältlich in Apotheken, Reformhäusern oder im Naturkosthandel). Geben Sie dann 50 ml Maiskeimöl zu und erwärmen Sie die Mischung auf 60 °C. Erwärmen Sie in einem anderen Topf 40 g frisch gepressten Kohlsaft (s. S. 64) ebenfalls auf 60 °C und lösen Sie einen halben Teelöffel Honig im Saft auf. Geben Sie dann 10 ml Kornschnaps zu und rühren Sie die Mischung gut. Geben Sie die Saft-Honig-Mischung langsam unter Rühren in das geschmolzene Wachs, am besten mit einem elektrischen Mixer auf kleinster Stufe. Nehmen Sie den Topf vom Herd und rühren Sie die Mischung, bis sie kalt ist. Im Kühlschrank ist die Salbe mindestens 3 Monate haltbar.

Kohlöl

Bereiten Sie wie auf Seite 64 beschrieben Kohlsaft entweder aus Weiß- oder aus Wirsingkohl zu. Dann mischen Sie den Saft im Verhältnis 1:1 mit naturreinem, kalt gepresstem Olivenöl. Geben Sie das Öl in kleine Fläschchen, schütteln Sie die Mischung gut und stellen Sie sie in den Kühlschrank. Bereiten Sie immer nur so viel Massageöl zu, wie Sie benötigen, da sich das Gemisch nur wenige Tage hält.

Kohlkompressen

Bereiten Sie wie auf Seite 64 beschrieben Kohlsaft zu. Tränken Sie Kompressen mit dem Kohlsaft und legen Sie dann die Kompressen auf die betroffenen Bereiche.

Krankheiten und Symptome, die sich mit Kohl positiv beeinflussen oder heilen lassen

Abszess

Bei einem Abszess handelt es sich um eine eitrige Entzündung, die durch in die Haut eingedrungene Bakterien – in der Regel Staphylokokken – verursacht wird. Erstes Zeichen ist meist ein kleiner runder Fleck auf der Haut. Dieser schwillt innerhalb weniger Stunden an und beginnt auch zu jucken. In der Mitte des Flecks ist dann eine kleine Eiterpustel zu sehen, die zumindest bei kleineren Abszessen nach wenigen Tagen aufbricht. Bei größeren Abszessen kann sich der Eiter dagegen tief im Gewebe ausbreiten, was zu einer schweren Infektion führen kann.
Aufgrund seiner gesunden Inhaltsstoffe hemmt Kohlgemüse die Entzündung und zieht den Eiter aus dem Abszess heraus. Er wirkt antibakteriell, vernichtet also die die Entzündung verursachenden Bakterien und fördert die Heilung.

Was Sie tun können

- Machen Sie mehrmals täglich Kohlumschläge.
- Legen Sie mehrmals täglich Kohlkompressen auf den Abszess.
- Tragen Sie Kohlsalbe auf den Abszess auf.

Abwehrschwäche

Unser Körper muss täglich mit den verschiedensten Erregern – Bakterien, Viren, Pilze – fertigwerden. Dies ist die Aufgabe des Immun- oder Abwehrsystems. Stress, starke körperliche Belastung, Schlafmangel, falsche Ernährung, Infektionen und Operationen sowie schwere chronische Erkrankungen können unser Immunsystem schwächen. Unterstützen können wir unser Immunsystem beispielsweise mit Vitamin C. Eine Portion Sauerkraut, also ungefähr 250 g, enthält mehr als die Hälfte des täglichen Vitamin-C-Bedarfs. Zusammen mit den anderen gesunden Inhaltsstoffen des Sauerkrauts wie die Vitamine B und K, Mineral- und Spurenelemente sowie Ballaststoffe wird das Immunsystem gestärkt.

Was Sie tun können

- Essen Sie täglich eine Portion rohes Sauerkraut.

Afterjucken

Jucken oder Missempfindungen der Haut im Bereich um die Analöffnung werden von den betroffenen Patienten meist als sehr quälend empfunden. Die Ursachen für Juckreiz am After sind vielfältig und sollten vom Arzt abgeklärt werden.
Wichtig ist, dass Sie einen regelmäßigen und weichen Stuhlgang haben. Dies gelingt durch ballaststoffreiche Ernährung, die beispielsweise Kohlgemüse enthält.

Was Sie tun können

- Entgiften Sie den Körper regelmäßig durch das Trinken von rohem, frisch gepresstem Kohlsaft.
- Essen Sie täglich eine Portion Sauerkraut.
- Reiben Sie den After mit Kohlöl ein.

Akne

Als Akne werden Verstopfung und Entzündung von Talgdrüsen in der Haut bezeichnet. Akne entsteht durch eine übermäßige Talgproduktion zusammen mit einer Verhornungsstörung. Zu den häufigsten Ursachen einer Akne gehören die Hormonumstellung in der Pubertät, Kosmetik, die die Haut zur Bildung von Mitessern anregt, und bestimmte Chemikalien (z.B. Chlor). Eine Akne beginnt mit sogenannten Mitessern, die sich durch einwandernde Bakterien entzünden und manchmal sogar eitern können. Es entstehen unschöne Pickel, eine Akne entwickelt sich. Bei einer leichten Akne sind die Pickel nur oberflächlich, eine schwere Akne geht dagegen mit tief unter der Haut liegenden Knoten einher. Letztere heilt meistens unter Narbenbildung aus. Hauptsächlich betroffene Körperregionen sind Gesicht, Brust, Rücken und Schultern. Die Akne entwickelt sich häufig in der Pubertät, besonders betroffen sind Jugendliche und junge Leute zwischen dem 12. und 25. Lebensjahr. Es gibt aber auch die sogenannte Acne tarda, die vor allem bei Frauen in den Wechseljahren auftritt.

Was Sie tun können

- Trinken Sie rohen Kohlsaft.
- Betupfen Sie die betroffenen Stellen im Gesicht über Nacht mit Kohlöl.

Arterienverkalkung (Arteriosklerose)

Im Laufe des Lebens können die Wände der Arterien geschädigt werden. Dadurch kann sich beispielsweise bei einem erhöhten Cholesterinspiegel Cholesterin an der Gefäßinnenwand ablagern. Diese Ablagerungen können zu Verengungen des Gefäßes führen. Es hat sich eine Arteriosklerose, im Volksmund auch Arterienverkalkung genannt, gebildet. Die Folgen einer Arteriosklerose sind Durchblutungsstörungen und sind die Herzkranzgefäße betroffen, kann es zu Angina pectoris oder sogar zum Herzinfarkt kommen. Durchblutungsstörungen im Gehirn können zu Gedächtnisstörungen, Schwindel, Verwirrtheit führen. Je nachdem, in welcher Gehirnregion sich die Arteriosklerose manifestiert hat, folgen Gefühllosigkeit in Armen oder Beinen und auch Sehstörungen. Bei einem totalen Verschluss eines Gehirngefäßes kann ein Schlaganfall auftreten.
Kohl kann aufgrund seiner gesunden Inhaltsstoffe erhöhte Cholesterinspiegel senken.

Was Sie tun können

- Trinken Sie dreimal täglich vor dem Essen 250 ml frischen Kohlsaft.

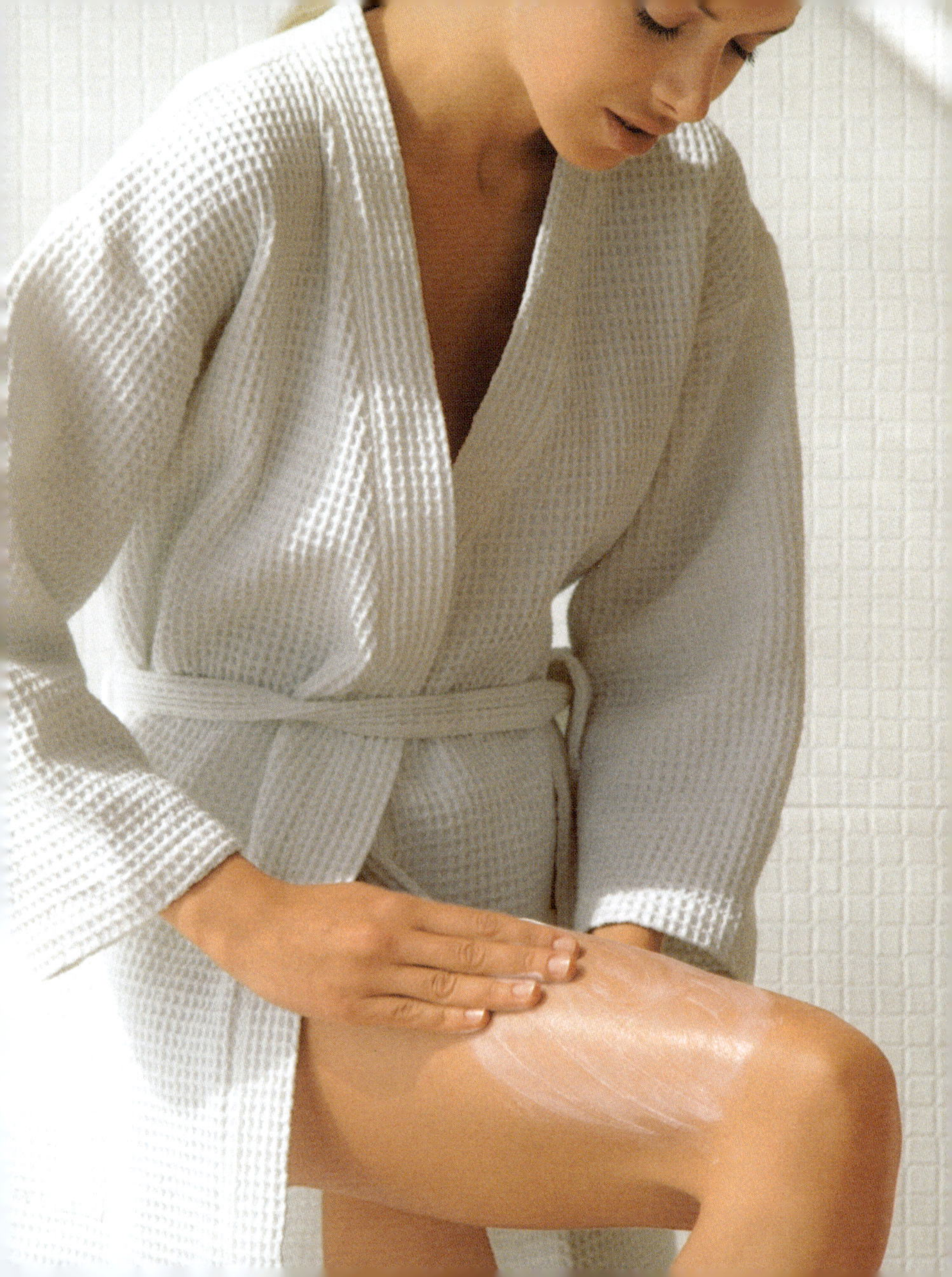

Arthritis

Als Arthritis wird die Entzündung eines oder mehrerer Gelenke bezeichnet. Ursache für diese Entzündung ist eine Reaktion des Körpergewebes auf bestimmte bakterielle, virale, chemische, thermische oder mechanische Reize. Dabei werden sogenannte Entzündungsfaktoren freigesetzt. Die typischen Zeichen einer Arthritis sind lokale Rötung, Schwellung, Überwärmung, Funktionseinschränkung und natürlich Schmerzen.

Was Sie tun können

- Machen Sie bei entzündeten Gelenken Kohlumschläge mit Wirsingkohlblättern.
- Tragen Sie abends Kohlsalbe auf die entzündeten Gelenke auf.
- Trinken Sie zwei- bis dreimal täglich frischen Kohlsaft.

Arthrose

Bei Arthrose handelt es sich um Gelenkverschleiß, eine Abnutzungserscheinung, die im Laufe des Lebens bei nahezu jedem Menschen auftritt, und zwar mit erheblichen Beschwerden bei den einen oder kaum spürbar bei den anderen. Besonders gefährdet sind Menschen, die körperlich hart arbeiten, Übergewicht haben, Leistungssport treiben oder bereits Fehlstellungen der Gelenke (z.B. O-Beine oder angeborene Fehlbildungen des Hüftgelenks) aufweisen. Durch diese Belastungen wird der Gelenkknorpel angegriffen, bei andauernder Überbelastung wird er sogar

Bei Arthrose und Arthritis kann das Auftragen von Kohlsalbe hilfreich sein.

zerstört. Der Knochen reagiert darauf mit nicht mehr aufzuhaltendem Um- und Anbau. Meist sind die Knie- und Hüftgelenke vom Verschleiß betroffen. Vor allem Frauen leiden häufig unter einer Arthrose der Fingergelenke. Die ersten Anzeichen einer Arthrose sind meist ziehende Schmerzen, die bei Belastung des Gelenks nach längerer Ruhe auftreten, z. B. beim Aufstehen. Diese Schmerzen verschwinden nach ein paar Schritten wieder. Später treten die Schmerzen auch unter Belastung, z. B. nach längerem Gehen, auf. Schreitet der Verschleiß weiter fort, ist der Patient auch in Ruhe nicht mehr schmerzfrei.
Dank seiner gesundheitsfördernden Inhaltsstoffe hilft Kohl auch bei entzündeten Gelenken im Rahmen einer Arthrose.

Was Sie tun können

- Machen Sie bei entzündeten Gelenken Kohlumschläge mit Wirsingkohlblättern.
- Tragen Sie abends Kohlsalbe auf die entzündeten Gelenke auf.
- Trinken Sie zwei- bis dreimal täglich frischen Kohlsaft.

Augenentzündung

Schmerzende Augen, Lichtempfindlichkeit, Tränenfluss, Rötung der Augen und Verklebung der Augenlider sind Anzeichen einer Augenentzündung. Häufig ist die Bindehaut betroffen. Meist wird eine solche Entzündung durch das Eindringen von Bakterien verursacht, aber auch trockene Augen, mechanische Reize von außen, Staub oder das Tragen weicher Kontaktlinsen können zu einer Augenentzündung führen. Kohl hemmt das Bakterienwachstum und lindert die Entzündung.

Was Sie tun können

- Legen Sie über Nacht oder wenigstens über einige Stunden Kohlkompressen auf das betroffene Auge.

Bauchschmerzen

Fast jeder wird hin und wieder von Bauchschmerzen geplagt. Die Ursachen sind mannigfaltig und können psychischer (Stress oder Angst) oder organischer Natur (z. B. Verstopfung, Blähungen, Lebensmittelvergiftung etc.) sein. Bei chronischen oder starken Bauchschmerzen sollten Sie unbedingt einen Arzt aufsuchen, damit die wahre Ursache für die Beschwerden herausgefunden wird.
Kohl löst Krämpfe und wirkt schmerzstillend.

Was Sie tun können

- Machen Sie mehrere Stunden lang oder am besten über Nacht Kohlauflagen auf dem Bauch.

Blähungen

Während des Essens verschluckte Luft oder Gase, die sich im Dickdarm während des Verdauungsprozesses bilden, sind verantwortlich für Blähungen. Als häufigste Ursachen diskutiert werden blähende Speisen wie Hülsenfrüchte, kohlensäurehaltige Getränke, zu reichliches und zu fettes Essen, übermäßiger Alkohol-, Nikotin- und Kaffeegenuss, eine Ernährungsumstellung, Stress und Angst, Magenerkrankungen, Verdauungsstörungen oder eine aus dem Gleichgewicht geratene Darmflora.
Kohl beruhigt den Darm und reguliert die Gasbildung.

Was Sie tun können

- Legen Sie Kohlumschläge auf den Bauch.

Bronchitis

Sind die Atemwege zwischen Luftröhre und Lunge entzündet, kann sich eine Bronchitis entwickeln. Eine akute Bronchitis ist verbunden mit trockenem Husten, weißlichem, gelbem oder grünem Auswurf, Fieber, Engegefühl in der Brust und Schmerzen beim tiefen Einatmen. Meist wird die akute Bronchitis durch Viren oder Bakterien verursacht.
Kohl wirkt auch hier entzündungshemmend und außerdem schleimlösend.

Was Sie tun können

- Machen Sie vor dem Schlafengehen eine zweistündige Kohlauflage auf die Brust.
- Trinken Sie täglich 3–4 Tassen folgender Mischung: Kochen Sie 30 g frische, gehackte Kohlblätter mit 500 ml Wasser 15 Minuten lang. Geben Sie dann in jede Tasse 1 Teelöffel Honig.

Eine in Brokkoli enthaltene Substanz – das zur Gruppe der Glukosinolate gehörende Sulforaphan – begrenzt Schäden, die zu einer meist durch Rauchen verursachten chronisch obstruktiven Lungenerkrankung (COPD), einer ernsthaften Lungenerkrankung führen können. Wissenschaftler der Johns Hopkins School of Medicine in Baltimore haben nachgewiesen, dass Sulforaphan die Aktivität eines bestimmten Gens (NRF2) in menschlichen Lungenzellen erhöht. Dieses Gen löst Mechanismen aus, die die Lungenzellen vor Schädigungen durch Toxine schützt.
Erst vor kurzer Zeit wurde eine deutlich geringere Aktivität dieses Gens bei Rauchern mit einer fortgeschrittenen COPD nachgewiesen. Frühere Studien mit Mäusen hatten gezeigt, dass eine Störung des Gens die frühe Entwicklung eines schweren Lungenemphysems bewirkte, das zum Krankheitsbild der COPD gehört.
Sulforaphan schützt laut aktuellen Studien auch gegen die durch Diabetes verursachte Schädigung der Blutgefäße. Ebenfalls wurden Kreuzblütengewächse wie Brokkoli mit einem verringerten

Risiko für die Entstehung eines Herzinfarkts und eines Schlaganfalls in Zusammenhang gebracht. Auch dafür werden die Antioxidantien und sekundären Pflanzenstoffe verantwortlich gemacht.

Brustentzündung (durch Stillen)

Bei einer Brustentzündung (Mastitis) handelt sich um eine Entzündung der milchproduzierenden Brust. Sie tritt meist zwischen dem vierten und sechsten Tag nach der Entbindung auf. Der Erreger ist in aller Regel ein Krankenhauskeim. Somit sind vor allem Frauen betroffen, die im Krankenhaus entbunden haben. Die Mastitis beginnt in der Regel einseitig, und zwar in einem außen gelegenen Bereich der Brust. Die Brust ist anfangs gespannt und verursacht Schmerzen. Die Lymphknoten in der entsprechenden Achselhöhle sind vergrößert. Im weiteren Verlauf beschränkt sich die Entzündung auf eine Stelle. Die Frauen klagen über Schmerzen, Rötung, Schwellung und Überwärmung der Brust. Im schlimmsten Fall kann sich ein Abszess bilden.
Auch bei einer Brustentzündung wirkt Kohl abschwellend, schmerzlindernd und entzündungshemmend. Die verursachenden Bakterien werden in ihrem Wachstum gehemmt.

Was Sie tun können

- Machen Sie Kohlauflagen mit Weißkohlblättern.
- Reiben Sie die betroffene Brust tagsüber mit Kohlöl ein.
- Trinken Sie frischen Kohlsaft.

Darminfektion

Bakterien und Viren sind die Auslöser von Darminfektionen, die meist von Übelkeit und Durchfall begleitet sind. Sei es auf Reisen das Trinken von unsauberem Wasser oder der Verzehr ungewohnt gewürzter Speisen, sei es die Benutzung verunreinigter Toiletten oder »nur« eine Darmgrippewelle, die gerade im Umlauf ist – eine Darminfektion trifft uns relativ häufig. In den meisten Fällen ist sie harmlos – mit der Ausnahme von alten Menschen sowie Babys und Kleinkindern, bei denen die Gefahr einer Austrocknung hoch ist – und verschwindet nach wenigen Tagen von selbst. Dauern die Beschwerden jedoch über längere Zeit an und/ oder kommt Fieber hinzu, dann sollte unbedingt ein Arzt aufgesucht werden.

Was Sie tun können

- Legen Sie Tag und Nacht Kohlwickel auf den Unterbauch.

Darmträgheit, Verstopfung

Nicht jeden Tag Stuhlgang zu haben, bedeutet noch nicht, unter Darmträgheit bzw. Verstopfung zu leiden. Erst bei weniger als drei Stuhlgängen pro Woche wird von einer Verstopfung (Obstipation) gesprochen. Eine zu seltene Entleerung des Darms führt zu einer sehr starken Eindickung des Nahrungsbreis, der Stuhl wird hart, die Entleerung ist dann meist mit zum Teil erheblichen Schmerzen verbunden. Völle- und Druckgefühl im Unterbauch, Blähungen, Bauchschmerzen und Bauchkrämpfe können auftreten.

Die im Sauerkraut enthaltenen Milchsäurebakterien regen die Magen- und Darmtätigkeit an. Die stärkste Wirkung wird mit dem Verzehr von rohem Sauerkraut erzielt. Die darin enthaltene Milchsäure verbessert die Verdauung, da sie Magen und Darm anregt, Verdauungssäfte freizusetzen. Außerdem wirkt Sauerkraut aufgrund seiner vielen Ballaststoffe leicht abführend, weshalb Sauerkraut bei chronischer Verstopfung ein beliebtes Naturheilmittel ist.

Was Sie tun können

- Essen Sie bei Darmträgheit jeden Tag als Vorspeise eine Portion rohes Sauerkraut.
- Trinken Sie morgens und abends auf nüchternen bzw. möglichst leeren Magen eine Tasse Sauerkrautsaft.

Bei Darmträgheit und Verstopfung sollte man es einmal mit Sauerkrautsaft probieren.

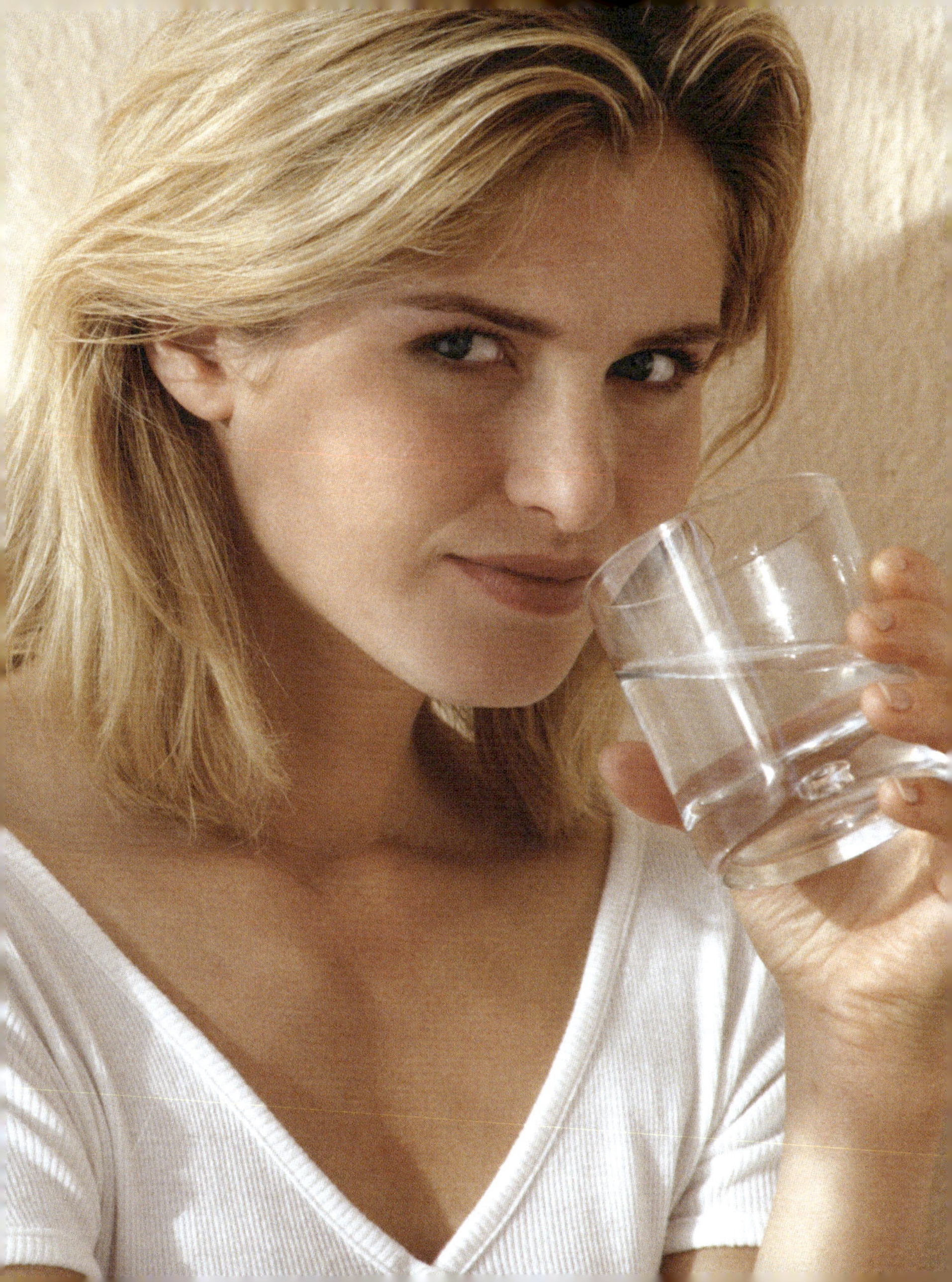

Durchblutungsstörungen s. → Arterienverkalkung

Durchfall s. → Darminfektion

Eiterflechte

Bei einer Eiterflechte (Impetigo contagiosa) handelt es sich um eine durch Bakterien verursachte, ansteckende Hauterkrankung, die vor allem bei Kindern und Neugeborenen im Gesicht und im Bereich der Extremitäten auftritt. Eine gute Hygiene, das Vermeiden von Kratzen und das Abdecken der betroffenen Bereiche sind wichtig. Bei einer Eiterflechte sollte man immer einen Arzt konsultieren.

Was Sie tun können

- Legen Sie zweimal täglich – morgens und abends – für etwa eine halbe Stunde Kohlkompressen auf die befallenen Stellen.

Erfrierungen

Bei Erfrierungen werden Zellen zerstört, das Gewebe wird geschädigt. Die roten Blutkörperchen verklumpen und verschließen die Blutgefäße. Aufgrund der dadurch verursachten Minderduchblutung stirbt das Gewebe ab. Die Symptome variieren mit dem Grad der Erfrierung und reichen von Rötung über Blasenbildung bis hin zu weißen, harten und kalten Hautstellen, die sich nach dem Auftauen schwarz verfärben. Letzteres deutet darauf hin, dass Gewebe oberflächlich abgestorben ist.

Was Sie tun können

- Tragen Sie bei leichten Erfrierungen Kohlsalbe auf die erfrorenen Stellen auf.
- Machen Sie eine warme Kohlbreiauflage.

Erhöhter Cholesterinspiegel s. → Arterienverkalkung

Erkältung

Kratzen im Hals, Husten, Schnupfen und Heiserkeit – das sind die Kennzeichen einer Erkältung. Nicht selten leiden die Betroffenen auch unter Kopf- und Gliederschmerzen. Auch Fieber kann auftreten. Zwar klingen die Beschwerden nach einigen Tagen wieder von selbst ab, doch können Sie einiges tun, um die Beschwerden zu lindern.

Was Sie tun können

- Kochen Sie einen Hustensirup: 0,5 l Kohlsaft, 3 g Safran, je 250 g Honig und Zucker. Den Sirup bis zum Eindicken kochen. Lösen Sie 3- bis 4-mal täglich 1 Teelöffel des Hustensirups in einer kleinen Tasse Brusttee (aus der Apotheke).

- Geben Sie 500 g Zucker in 250 g Kohlsaft. Kochen Sie die Mischung bis zum Eindicken. Geben Sie 3- bis 4-mal täglich 1 Teelöffel der Mischung in eine Tasse Brusttee (aus der Apotheke).
- Unterstützen Sie die Genesung mit Kohlumschlägen auf den Bauch.

Erschöpfung

Ist Ihre geistige und körperliche Leistungsfähigkeit beeinträchtigt, fühlen Sie sich schlapp und ausgepumpt, ermüden Sie schnell, können aber abends nicht einschlafen, können sich nicht konzentrieren und sind gereizt, dann leiden Sie wahrscheinlich unter einem Erschöpfungszustand (Burn-out-Syndrom). Ein solcher Erschöpfungszustand kann beispielsweise nach einer langen Krankheit, aber auch bei anhaltendem Stress auftreten.

Was Sie tun können

- Trinken Sie dreimal täglich 250 ml frischen Kohlsaft.
- Legen Sie während der Nacht Kohlwickel auf den Oberbauch.
- Massieren Sie morgens 5 Minuten lang den Oberbauch, anschließend den unteren Rückenbereich sanft mit Kohlöl.

Fieber

Fieber ist keine Erkrankung im eigentlichen Sinne, sondern ein Symptom, das bei vielen Erkrankungen auftritt. Fieber zeigt, dass der Körper damit beschäftigt ist, Keime – Bakterien, Viren etc. – abzutöten und aus dem Körper auszuschleusen. Die dabei freigesetzten Stoffe verursachen eine Erhöhung der Körpertemperatur. Leichtes Fieber sollte deshalb auch nicht mit Medikamenten bekämpft werden. Diese haben erst bei hohem (ab 39,5 °C) und lang anhaltendem Fieber ihre Berechtigung. Alte, geschwächte Menschen sowie Babys und Kleinkinder bilden eine Ausnahme. Hier sollte schon bei leichtem Fieber der Arzt gerufen werden. Die gesunden Inhaltsstoffe von Kohl wirken ausgleichend auf die Körpertemperatur.

Was Sie tun können

- Machen Sie Wadenwickel mit Kohlblättern, die sie alle 30–60 Minuten wechseln.

Gelenkschmerzen s. → Arthrose

Gerstenkorn

Bei einem Gerstenkorn handelt es sich um eine stark schmerzende und druckempfindliche Entzündung der Schweiß- und Talgdrüsen der Au-

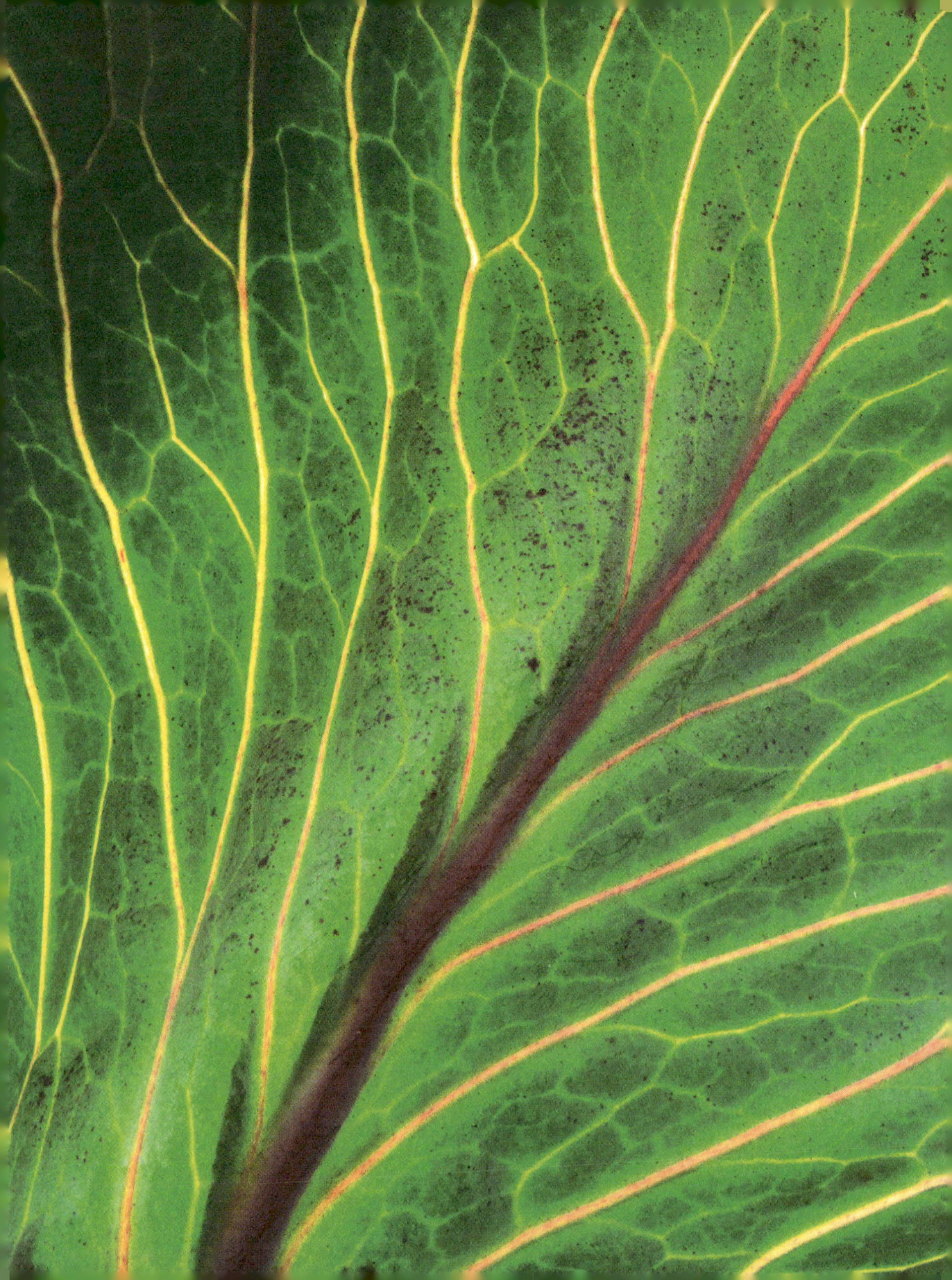

genlider. Manchmal verläuft die Entzündung auch eitrig. Häufigste Ursache ist eine Infektion mit Bakterien. Meist verschwindet ein Gerstenkorn von selbst und muss nicht behandelt werden. Mit Kohlkompressen können jedoch die Reifung und Öffnung des Gerstenkorns beschleunigt werden. Keinesfalls darf ein Gerstenkorn ausgedrückt werden.

Was Sie tun können

- Legen Sie über Nacht Kohlkompressen auf das betroffene Auge.

Halsschmerzen

Eine Halsentzündung tritt meist als Vorbote einer Erkältung auf und wird in der Regel durch Viren verursacht. Sie ist nicht zu verwechseln mit einer Mandelentzündung, für die in über der Hälfte der Fälle Bakterien verantwortlich sind. Wie bei allen Erkältungskrankheiten, so hilft auch bei Halsschmerzen eine große Portion Vitamin C, z.B. enthalten in Kohlgemüse. Und auch die anderen Inhaltsstoffe von Kohl stärken das Immunsystem.

Was Sie tun können

- Machen Sie über Nacht Kohlwickel um den Hals.
- Trinken Sie dreimal täglich 250 ml frischen Kohlsaft.

Kohlblatt. Kohlblätter werden für Kohlkompressen und Kohlumschläge verwendet.

Hühneraugen

Hühneraugen sind zapfenförmig nach innen wachsende und oft sehr schmerzhafte Verdickungen der Hornhaut. Sie sitzen meist auf oder zwischen den Zehen. Verursacht werden Hühneraugen in der Regel durch schlecht sitzendes Schuhwerk, ungünstigen Gang oder Reibung an vorstehenden Knochen.

Was Sie tun können

- Machen Sie über Nacht Kohlauflagen auf die betroffenen Zehen.

Insektenstiche

Insektenstiche können sehr lästig sein, sind aber in den meisten Fällen nicht gefährlich (Ausnahme: Insektenstiche in den Hals oder bei Allergikern). Sie können sich hier mit einfachen Mitteln selbst helfen.

Was Sie tun können

- Legen Sie ein frisches Kohlblatt auf den Stich.
- Reiben Sie die gestochene Stelle mit Kohlöl ein.

Kopfschmerzen

Fast jeder Mensch leidet ab und zu oder auch häufiger unter Kopfschmerzen. Oft sind sie ein Zeichen für Überarbeitung, Stress, Verspannungen. Sie können jedoch, vor allem bei häufigerem Auftreten, auch eine organische Ursache haben, z. B. Gehirnerschütterung, Tumore etc. Deshalb gilt: Bei andauernden und starken Kopfschmerzen die Ursache von einem Arzt abklären lassen. Bei harmlosen Kopfschmerzen helfen Hausmittel wie beispielsweise Kohl.

Was Sie tun können

- Machen Sie Kohlauflagen auf die Stirn.
- Machen Sie über Nacht Wadenwickel mit Kohl.
- Bei Verspannungen der Nackenmuskulatur helfen Kohlauflagen auf den Nacken.

Krampfadern

Krampfadern sind erweiterte Venen, meist sind die Beine davon betroffen. In den Venen wird das Blut zum Herzen zurücktransportiert. In den Beinen geschieht dies gegen die natürliche Schwerkraft und ist dort überhaupt nur möglich, weil sich in den Venen Klappen befinden, die ein Zurückströmen des Blutes verhindern. Vor allem bei Menschen mit stehenden Berufen, aber auch in der Schwangerschaft oder bei starkem Übergewicht werden die Gefäße in den Beinen überlastet. Sie weiten sich und es bilden sich Krampfadern. Diese Erkrankung betrifft rund 70 Prozent aller Bundesbürger, Frauen leiden häufiger darunter als Männer. Das Erscheinungsbild der Krampfadern reicht von harmlosen, aber unansehnlichen Besenreisern und schweren Beinen bei Hitze bis hin zu offenen Beinen und Thrombosen. Kohl leitet das überschüssige Wasser aus dem Gewebe.

Was Sie tun können

- Machen Sie zweimal täglich einen Wadenwickel mit Weiß- oder Rotkohl.
- Reiben Sie tagsüber die Beine mit Kohlöl ein.
- Tragen Sie die Kohlsalbe auf die Krampfadern auf.
- Trinken Sie dreimal täglich je einen Viertelliter frischen Kohlsaft.

Achtung: Alle diese Anwendungen empfehlen sich wegen der Geruchsentwicklung vorzugsweise dann, wenn Sie danach einige Stunden zu Hause bleiben.

Magen- und Zwölffingerdarmgeschwür

Beide Erkrankungen – sie unterscheiden sich hinsichtlich des Ortes ihres Auftretens – äußern sich durch Schmerzen im linken Oberbauchbereich, die mit der Nahrungsaufnahme zusammenhängen, sowie durch Druck-

und Völlegefühl. Beim Magengeschwür treten diese Beschwerden meist unmittelbar nach den Mahlzeiten auf, beim Zwölffingerdarmgeschwür dagegen in der Regel bei nüchternem Magen. Weitere Symptome sind Appetitlosigkeit, Sodbrennen, Übelkeit und vielleicht auch Erbrechen. Grund allen Übels ist meist ein Überschuss der extrem aggressiven Magensäure, die die schützende Schleimhaut angreift. Diskutiert wird auch, dass ein bestimmtes Bakterium – Helicobacter pylori – bei der Entstehung eines Magengeschwürs eine entscheidende Rolle spielt. Neben verschiedenen Nahrungsmitteln wie Kaffee und schwarzer Tee können auch Alkohol und Nikotin sowie psychische Belastungen und Stress ein Magengeschwür zur Folge haben.
1950 entdeckte der amerikanische Wissenschaftler G. Cheney eine Substanz, die in großen Mengen vor allem im Weißkohl vorkommt. Er bezeichnete diese als Eiweiß identifizierte Substanz als »Anti-Ulkus-Faktor«. Dieses Eiweiß schützt die Magen- und Darmschleimhaut gegen Reize, die Geschwüre verursachen können, und fördert die Heilung bereits bestehender Geschwüre.

Was Sie tun können

- Machen Sie zur Prophylaxe mindestens zweimal im Jahr eine Kur mit Kohlsaft: Trinken Sie vier bis fünf Wochen lang vier- bis fünfmal täglich nach dem Essen 200 bis 250 ml Kohlsaft.
- Machen Sie Kohlblattauflagen auf den Oberbauch, wenn möglich während des Tages und der Nacht.
- Trinken Sie dreimal täglich einen Viertelliter frischen Kohlsaft.

Magenschleimhautentzündung

Die Magenschleimhaut wird durch eine weitere Schleimschicht vor der aggressiven Magensäure geschützt. Diese Schleimschicht kann jedoch durch viele Faktoren beschädigt werden wie ungesundes Essen, Alkohol, Nikotin und Stress, wodurch die aggressive Magensäure bzw. andere aggressive Stoffe auf die Magenschleimhaut gelangen und diese verletzen können. Die Folge ist eine Entzündung der Magenschleimhaut, die akut oder chronisch verlaufen kann. Eine solche Entzündung äußert sich in plötzlich auftretenden starken Magenschmerzen, Völlegefühl, Übelkeit, Erbrechen oder auch Aufstoßen. Auch hier hilft Kohlgemüse, denn es schützt die Magenschleimhaut vor den Angriffen der aggressiven Magensäure.

Was Sie tun können

- Machen Sie Kohlblattauflagen auf den Oberbauch, wenn möglich tagsüber und auch in der Nacht.
- Trinken Sie dreimal täglich 250 ml frischen Kohlsaft.

Migräne

Bei der Migräne handelt es sich um anfallsartige, starke, pulsierende, oft halbseitig auftretende Kopfschmerzen. Häufig sind sie von Übelkeit, Erbrechen, Lärm- und Lichtempfindlichkeit begleitet. Manchmal geht dem Anfall eine sogenannte Aura – Flimmern vor den Augen mit Sehstö-

Kohlauflagen und Einreibungen mit Kohlöl sind bei Migräne einen Versuch wert.

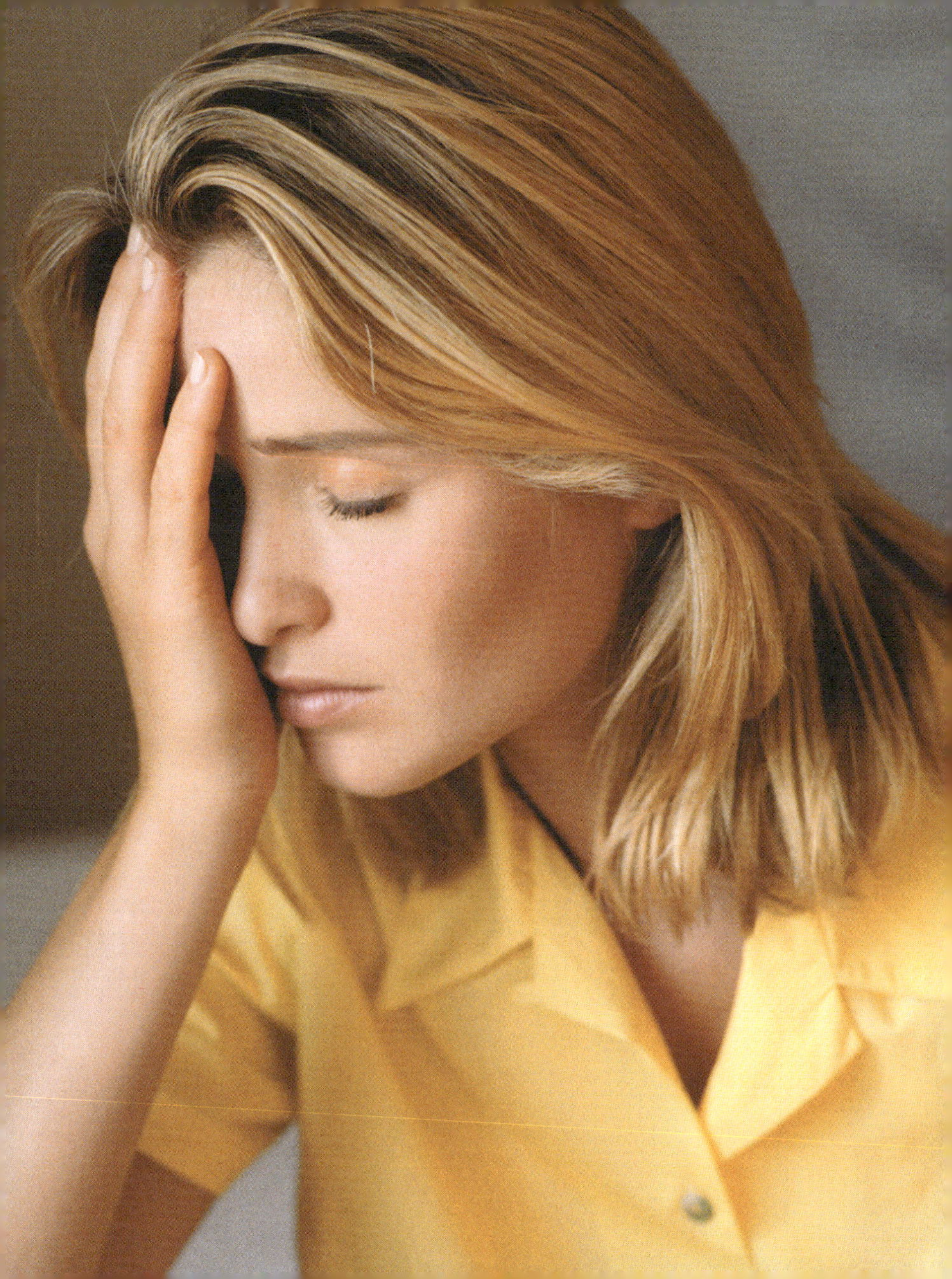

rungen – voraus. Ein solcher Migräneanfall kann wenige Minuten bis zu mehrere Tage anhalten. Häufig sind die Betroffenen – meist Frauen – ans Bett gefesselt und können den Alltagsaktivitäten nicht mehr nachkommen. Als Auslöser einer Migräneattacke werden Stress, übermäßiger Genuss von Alkohol, Nikotin und Kaffee, bestimmte Nahrungsmittel wie Schokolade, Käse oder Rotwein sowie Regelblutung und grelles Licht diskutiert. Die Vererbung spielt ebenfalls eine wichtige Rolle.

Was Sie tun können

- Legen Sie über Nacht Kohlauflagen auf den Nacken.
- Reiben Sie Nacken und Schulterbereich zehn Minuten lang mit Kohlöl ein.

Muskelschmerzen, Muskelkater

Muskelschmerzen treten meist nach körperlich ungewohnter Anstrengung auf und verschwinden nach einigen Tagen von selbst wieder. Sie können diesen Prozess jedoch durch Kohl beschleunigen.

Was Sie tun können

- Machen Sie mehrmals täglich oder auch über Nacht eine warme Kohlbreiauflage.
- Trinken Sie mehrmals täglich 250 ml frischen Kohlsaft.
- Massieren Sie die schmerzenden Stellen mit Kohlöl.

Ödem

Bei einem Ödem handelt es sich um eine Ansammlung von Flüssigkeit im Raum außerhalb der Körperzellen. Es bildet sich, wenn Wasser aus den Gefäßen in das umliegende Gewebe austritt und sich dort oder in bestimmten Körperhohlräumen wie der Bauchhöhle ansammelt. Am häufigsten treten Ödeme an den Beinen (sogenannte »schwere Beine«) oder an den Fußknöcheln nach langem Stehen oder bei starker Hitze auf. Die Wasseransammlungen können aber überall im Körper vorkommen. Ödeme sind ein Begleitsymptom zahlreicher Erkrankungen und Stoffwechselstörungen. Sie können harmlos und vorübergehender Natur, aber auch Ausdruck einer schweren Krankheit wie Herzinsuffizienz sein. Charakteristisch für ein Ödem ist, dass nach dem Drücken auf den angeschwollenen Bereich in der Regel eine sichtbare Delle zurückbleibt. Bei Beinödemen, die durch langes Stehen oder im Sommer durch Hitze verursacht werden, können Sie sich selbst mit Kohlanwendungen helfen.

Was Sie tun können

- Machen Sie abends Kohlumschläge. Legen Sie dabei Ihre Beine hoch.
- Trinken Sie zwei- bis dreimal täglich frischen Kohlsaft.
- Wenn Sie zu Ödemen neigen, legen Sie einmal pro Woche einen Kohlsaft-Tag ein, an dem Sie ausschließlich frischen Kohlsaft trinken.

Rheumatische Beschwerden

Unter rheumatischen Erkrankungen werden verschiedene entzündliche und degenerative Erkrankungen des Bewegungssystems zusammengefasst. Dazu zählen beispielsweise die chronische Arthritis (s. S. 75) – eine chronische Gelenkentzündung (eventuell mehrerer Gelenke) –, das Weichteilrheuma – hier sind Bänder, Sehnen, Muskeln und Schleimbeutel betroffen – und die Arthrose (s. S. 75), der Gelenkverschleiß. Alle diese Erkrankungen gehen mit Schmerzen und Schwellung der betroffenen Gelenke einher.

Was Sie tun können

- Geben Sie mehrmals täglich oder auch über Nacht eine warmen Kohlbreiauflage auf die schmerzenden Gelenke.
- Machen Sie Kohlauflagen auf die schmerzenden Gelenke.
- Massieren Sie mehrmals am Tag die schmerzenden Gelenke sanft zehn Minuten lang mit Kohlöl.
- Trinken Sie zwei- bis dreimal täglich frischen Kohlsaft.

Rotlauf (Erysipel, Wundrose)

Beim Rotlauf handelt es sich um eine akute oberflächliche Entzündung der Haut, die sich als eine flächenhafte, scharf begrenzte, starke Rötung äußert. Am häufigsten betroffen sind das Gesicht und die Unterschenkel. Als Ursachen gelten Bakterien, meist Streptokokken der Gruppe A, die

durch kleine Hautverletzungen, z. B. Insektenstiche oder Mundwinkeleinrisse, in die Lymphbahn gelangen. Von dort werden sie in die regionalen Lymphknoten transportiert, wo sie vom körpereigenen Immunsystem bekämpft werden. Dies führt zu einer starken lokalen Entzündungsreaktion. Zwar kann der Rotlauf in jedem Lebensalter auftreten, er ist jedoch bei Kindern und älteren Menschen am häufigsten. Arterielle oder venöse Durchblutungsstörungen, Typ-2-Diabetes, Alkoholismus, Störungen der Hautbarriere, chronische Lymphödeme und ein geschwächtes Immunsystem erhöhen das Risiko, an einem Rotlauf zu erkranken.
Die in Kohl enthaltenen Substanzen lindern die Entzündung.

Was Sie tun können

- Machen Sie Kohlauflagen auf die entzündeten Bereiche.

Schlafstörungen

Ungefähr die Hälfte aller erwachsenen Bundesbürger leidet zumindest ab und zu unter Schlafproblemen wie Einschlaf- oder Durchschlafstörungen. Die Folgen schlechten Schlafs und der damit verbundenen zu seltenen oder fehlenden Tiefschlafphasen sind morgendliche Müdigkeit, Unaufmerksamkeit, Gereiztheit, Leistungsabfall und Konzentrationsprobleme. Häufigste Ursache für Schlafstörungen sind zu starke psychische Belastung, beruflicher und privater Stress, zu schweres Essen kurz vor dem Zubettgehen oder Depressionen. Aber auch zu starker

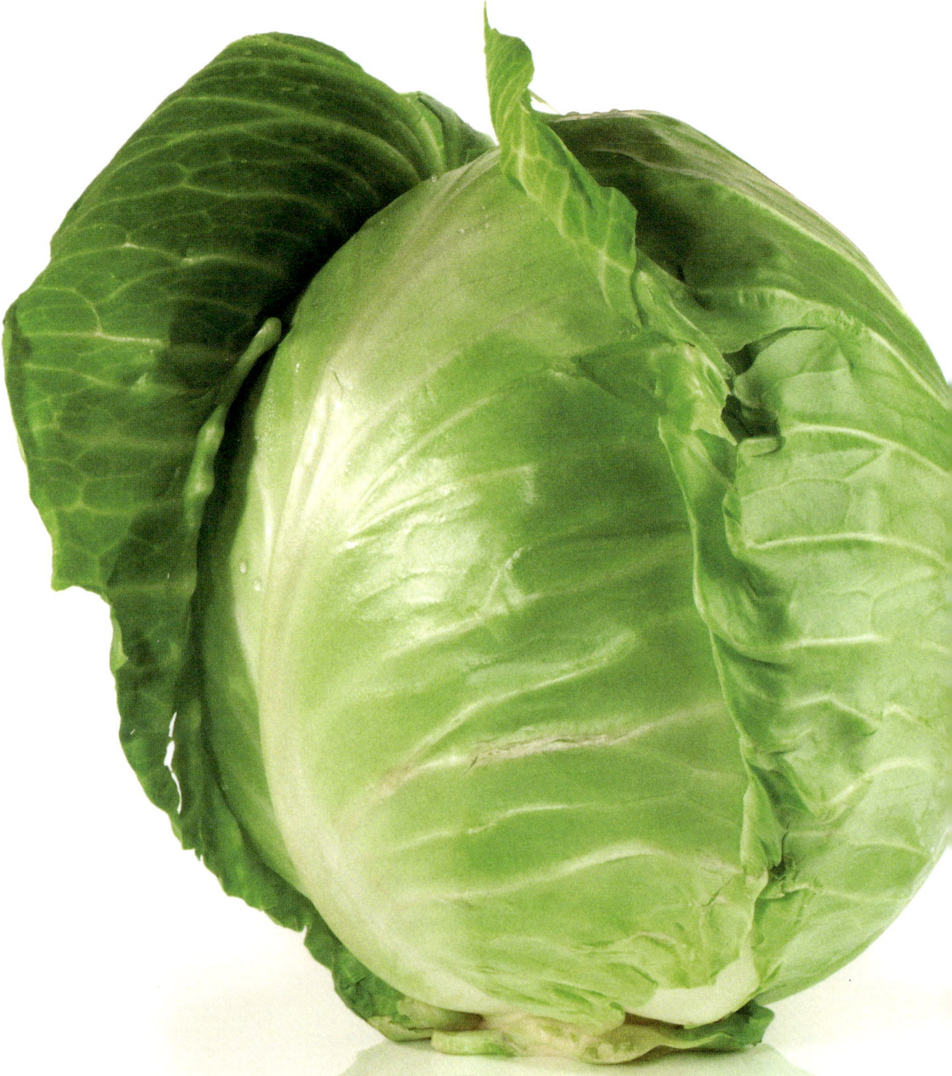

Alkohol- oder Kaffeekonsum, Schichtarbeit, verschiedene Medikamente oder Krankheiten wie Herzprobleme, Bluthochdruck oder Asthma können zu Schlafstörungen führen.

Was Sie tun können

- Machen Sie vor dem Schlafengehen Kohlwickel um die Waden und Kohlauflagen auf den Oberbauch.

Sodbrennen

Nach einer sehr reichhaltigen und fetten Mahlzeit, die der Magen nur mithilfe großer Mengen Magensäure verdauen kann, verspürt man manchmal ein brennendes Gefühl in der Speiseröhre, das sogenannte Sodbrennen. Es wird durch den Rückfluss der Magensäure über die Speiseröhre in Richtung Rachen- und Mundbereich verursacht. Aber auch der übermäßige Genuss von Kaffee, schwarzem Tee, Alkohol oder Süßigkeiten kann Sodbrennen auslösen. Ebenso werden Magen-Darm-Erkrankungen und Übergewicht für Sodbrennen verantwortlich gemacht.

Was Sie tun können

- Trinken Sie dreimal täglich frischen Kohlsaft.

Wickel und -auflagen mit Weißkohl können bei Schlafstörungen helfen.

Sonnenbrand

Sonnenbrand tut nicht nur weh, sondern ist auch gefährlich. Vor allem Sonnenbrände in der Kindheit erhöhen das Risiko, später an Hautkrebs zu erkranken, dramatisch. Außerdem wird die Hautalterung durch häufige Sonnenbrände erheblich beschleunigt. Deshalb sollte man sich besonders den ersten Sonnenstrahlen im Frühling nur sehr maßvoll aussetzen. Zu den am stärksten gefährdeten Personen gehören solche mit blonden oder roten Haaren.
Verursacht wird der Sonnenbrand durch die kurzwelligen, energiereichen ultravioletten Strahlen. Diese lassen sich in UV-A- und UV-B-Strahlen einteilen. Erstere gelten als Hautbräuner, Letztere sind dagegen für den Sonnenbrand verantwortlich. Vorboten eines Sonnenbrands sind meist leichtes Brennen und Spannen der Haut. Spätestens jetzt sollte man die Sonne meiden. Geschieht dies nicht, rötet sich die Haut, schwillt an und es bilden sich eventuell sogar Blasen.
Sauerkraut wirkt bei Sonnenbrand wahre Wunder.

Was Sie tun können

- Geben Sie auf die betroffenen Hautbereiche eine dünne Lage rohes, kaltes Sauerkraut (vorher abtropfen lassen). Decken Sie das Sauerkraut mit einem Baumwolltuch ab. Entfernen Sie das Sauerkraut, wenn es nicht mehr als kühlend empfunden wird.
- Legen Sie Kohlauflagen auf die betroffenen Hautbereiche.

Tennisarm

Beim sogenannten Tennisarm bzw. -ellenbogen schmerzt das Areal um einen kleinen Knochenvorsprung, den sogenannten Epicondylus, an der Außenseite des Ellenbogens. Dort setzen über eine Sehne die Unterarm- und die daumenseitige Hand- und Fingerstreckmuskulatur an. Sie sind zuständig für das Bewegen von Fingern und Handgelenk. Werden nun Muskulatur und Sehnenapparat immer wieder fehl- und überbelastet, kommt es irgendwann zu einer Sehnenansatzreizung und -entzündung, dem Tennisarm. Die entzündliche Veränderung von Muskeln, Sehnen und Nerven im Ellenbogen droht immer dann, wenn der Arm – wie beim Tennis – einseitig belastet wird. Doch in 90 Prozent der Fälle ist nicht Sport der Auslöser für den Tennisarm. Auch Rasenmähen, ausgiebiger Frühjahrsputz oder die falsche Armhaltung beim Schreiben können Ursachen für einen »Tennisarm« sein. Auch »Mausarm« und »Golfer-Ellenbogen« sind verwandte Überlastungssymptome: Ursache ist auch hier eine Sehnenansatzreizung auf der gegenüberliegenden Seite des Unterarms.

Was Sie tun können

- Im Anfangsstadium versprechen Kohlkompressen Linderung. Geben Sie mehrmals täglich Kohlkompressen auf die schmerzende Stelle und fixieren Sie diese mit einer wasserundurchlässigen Binde, am besten mit einer Plastiktüte.
- Statt den Kohlkompressen können Sie auch die Kohlsalbe auftragen.

Verstopfung s. → Darmträgheit

Wunden, Quetschungen

Wunden oder Hautverletzungen entstehen meist durch äußeren Einfluss. Es können aber auch Krankheiten zugrunde liegen, z. B. Durchblutungsstörungen. Schon Sebastian Kneipp setzte Sauerkraut bzw. »Krautwasser« bei Brandwunden und Quetschungen ein.

Was Sie tun können

- Machen Sie einen Sauerkrautwickel.
- Legen Sie Kohlauflagen auf die betroffenen Bereiche.
- Trinken Sie dreimal täglich 250 ml frischen Kohlsaft.

Zahnschmerzen

Zahnschmerzen sind bohrend dumpf oder stechend. Liegt der Zahn auf Eiter, ist meist die Backe geschwollen. Die häufigsten Ursachen für Zahnschmerzen sind Karies, Entzündungen des Zahnfleischs, Entzündung der Zahnwurzel, herausgefallene Füllungen, Überempfindlichkeit (z. B. gegen kalte Speisen) oder Fehlstellungen der Zähne.
Die im Kohlgemüse enthaltenen Substanzen lindern Schmerzen und hemmen die Entzündung.

Was Sie tun können

- Ein halbes Kohlblatt wird fest gerollt, auf die richtige Länge zugeschnitten und dann auf den schmerzenden Zahn gelegt. Sie können auch den Kohl vorsichtig kauen, auf diese Weise gelangt gesunder Kohlsaft in den Zahn.

Extra: Kohl in der Krebsprävention

In den letzten Jahren wurden immer mehr Untersuchungen veröffentlicht, in denen eine vorbeugende Wirkung von Kohl gegen Krebs nachgewiesen wurde. So hat das Nationale Krebsinstitut der USA eine Liste von 33 Lebensmitteln herausgegeben, deren Verzehr zur Krebsprävention empfohlen wird (s. Textkasten unten). In dieser Liste steht der Weißkohl und damit auch das Sauerkraut an erster Stelle, aber auch Blumenkohl, Brokkoli und Rosenkohl sind in der Liste aufgeführt. Damit enthält Weißkohl die meisten Stoffe, die einer Krebserkrankung vorbeugen können. Dies sind vor allem bei Sauerkraut der hohe Ballaststoffgehalt und die Milchsäurebakterien – beide sorgen für eine gesunde Darmflora und stärken das Abwehrsystem – sowie die sekundären Pflanzenstoffe und die Vitamine C, B und K.

Liste der 33 Lebensmittel, die zur Krebsprävention empfohlen werden

1. Weißkohl
2. Knoblauch
3. Süßholzwurzel
4. Sojabohnen, Ingwer
5. Möhren, Pastinake, Sellerie
6. Zwiebeln, Tee, Gelbwurzel, Orangen

Auch Rosenkohl gehört zu den Lebensmitteln, die zur Krebsprävention empfohlen werden.

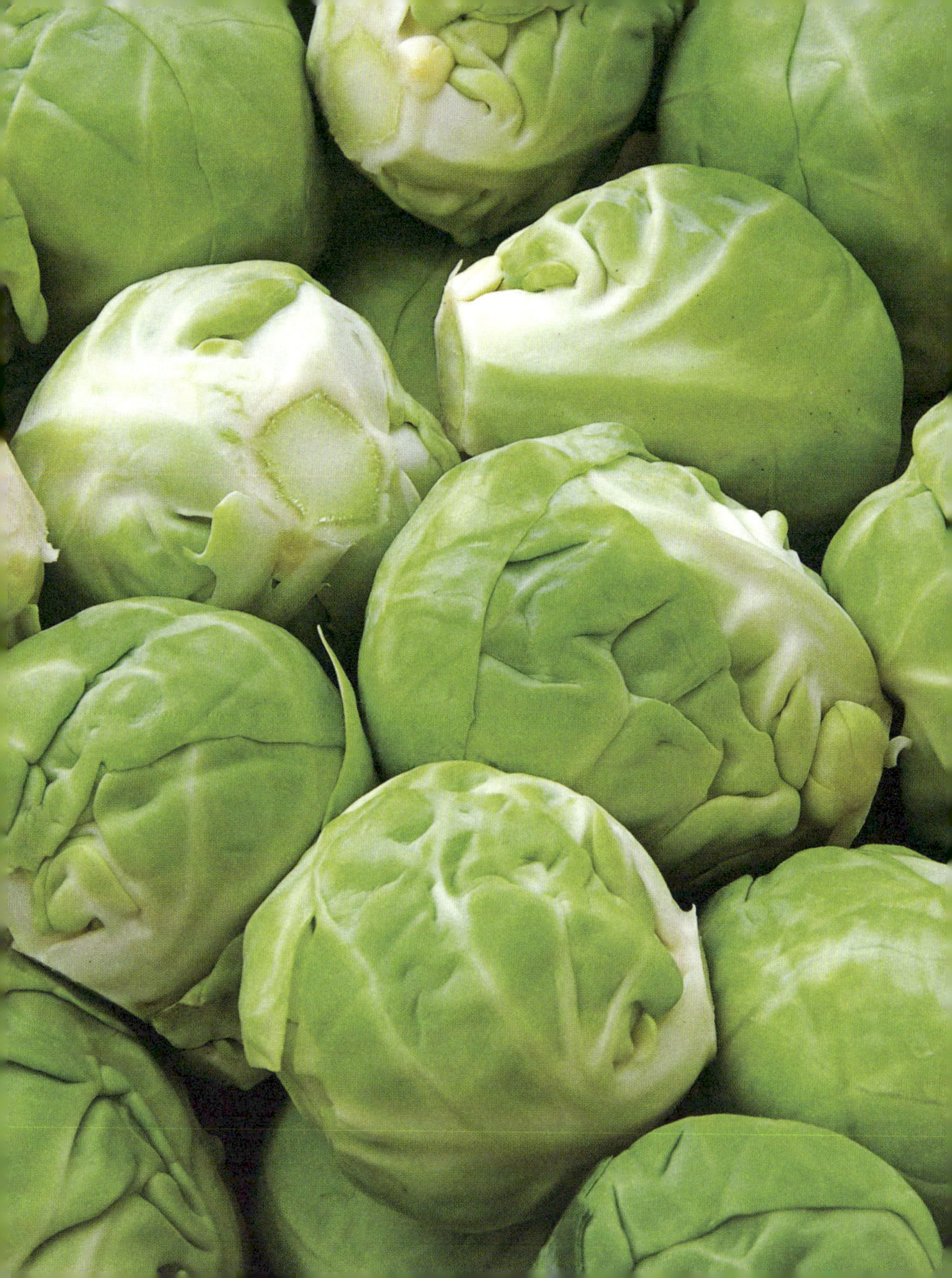

7. Zitronen
8. Pampelmusen, Reis (braun)
9. Leinsamen, Blumenkohl, Brokkoli, Weizen
10. Hafer, Rosenkohl, Pfefferminze, Oregano
11. Salatgurke, Salbei, Rosmarin, Kartoffel, Thymian
12. Melonen, Basilikum, Gerste, Estragon, Schnittlauch

Sauerkraut senkt das Darmkrebsrisiko

Untersuchungen der Universität Gießen haben gezeigt, dass zwischen dem Konsum von Sauerkraut und Kimchi (s. Textkasten Seite 38) und der Häufigkeit von Dickdarmkrebs ein Zusammenhang besteht: Je mehr Sauerkraut verzehrt wurde, desto seltener erkrankten die Testpersonen an Dickdarmkrebs. Zurückgeführt wird dies auch darauf, dass Sauerkraut den sogenannten Säurewert im Dickdarm absenkt. Die Entstehung von Dickdarmkrebs wird dagegen durch einen hohen Säurewert über 7 begünstigt. Ein niedriger Säurewert, wie er durch den (täglichen) Verzehr von Sauerkraut erreicht wird, senkt jedoch das Dickdarmkrebsrisiko.

Sulforaphan beugt Krebs vor

In den letzten Jahren haben verschiedene weltweit durchgeführte Untersuchungen gezeigt, dass besonders ein in Kohl, besonders in Brokkoli enthaltener sekundärer Pflanzenstoff in der Krebsprävention eine wichtige Rolle spielt. Und zwar das starke Antioxidans Sulforaphan, für das ja auch schon eine positive Wirkung hinsichtlich der COPD bekannt ist (s. Textkasten Seite 79). Sulforaphan wurde erst 1992 von Dr. Paul Talalay an der Johns Hopkins Universität in Baltimore/USA aus Brokkoli isoliert und beschrieben. Die Substanz aktiviert körpereigene Entgiftungsenzyme in der Leber, die sogenannten Phase-II-Entgiftungsenzyme. Diese neutralisieren krebserregende freie Radikale, so dass diese keine Zellschäden mehr verursachen können. Bei dem Prozess bleibt Sulforaphan erhalten. Sulforaphan ist aber nicht für Entfernung krebserregender Substanzen zuständig, es bekämpft auch Krebszellen direkt.

Mittlerweile wird dieser sekundäre Pflanzenstoffe sogar als mächtigste natürliche Krebswaffe bezeichnet, denn es wirkt auch bei Krebs im fortgeschrittenen Stadium. Sulforaphan hemmt dann den Teilungsprozess der Krebszelle, indem es die für die Zellteilung essenziellen Mikrotubuli in der Krebszelle zerstört. Dies führt letztendlich zum Untergang der Krebszelle.

Inzwischen erwies sich Sulforaphan in zahlreichen Studien und bei verschiedenen Krebsarten als erfolgreich. So ist seit einer 2003 im amerikanischen Fachblatt Oncology Report veröffentlichten Studie bekannt, dass Sulforaphan sowohl bei krankhaften Blutzellen (Leukämie) als auch bei bösartigen Hautzellen (Melanomen) deren Selbstzerstörung auslösen oder zumindest dazu beitragen kann. In einer Studie der Rutgers Universität in New Jersey/USA aus dem Jahr 2006 zeigte sich, dass Sulforaphan auch bei einem erblich bedingten Dickdarmkrebsrisiko die entsprechenden körpereigenen Schutzmechanismen aktiviert, um so den

Ausbruch der Krankheit zu verhindern. In Tierversuchen wurde außerdem eine Wirkung des sekundären Pflanzenstoffes auf Lungenkrebszellen festgestellt. Eine groß angelegte Ernährungsstudie an über 100 000 Patienten mit einem Prostatakarzinom belegte den äußerst positiven Einfluss einer gesundheitsbewussten Ernährung auf die Entwicklung von Prostatakrebs. Ein hoher Verzehr von Gemüsearten aus der Familie der Kreuzblütler, also Brokkoli, Weißkohl etc., verhinderte die Metastasierung des Tumors. Zugeschrieben wird diese Wirkung ebenfalls Sulforaphan. Und damit nicht genug: Sulforaphan bekämpft auch erfolgreich das Bakterium Helicobacter pylori, das als Verursacher von Magengeschwüren und Magenkrebs diskutiert wird. Die Substanz tötete sogar solche Helicobacter-Stämme, die gegen mehrere Antibiotika resistent waren.

Sulforaphan ist in hohen Konzentrationen in Kohl enthalten. Die beste Sulforaphan-Quelle ist Brokkoli, wobei frische Brokkolisprossen den weitaus höchsten Sulforaphangehalt aufweisen. In ihnen befindet sich 10- bis 100-mal mehr Sulforaphan als in Brokkoligemüse. Anders ausgedrückt enthält ein Löffel mit Brokkolisprossen so viel Sulforaphan wie 500 g Brokkoligemüse. Wichtig ist das ausgiebige Kauen, denn Sulforaphan wird erst nach der Zerstörung der Zellwände freigesetzt, was durch den Kauprozess ausgelöst wird.

Schönheitspflege für die Haut

Es ist kaum zu glauben, aber Kohlgemüse hat auch in die Kosmetik Einzug gehalten. Hier finden Sie zahlreiche Anwendungsmöglichkeiten.

Bei unreiner und/oder entzündeter Haut

Kohl-Gesichtswasser 1

100 ml Kohlsaft erwärmen (am besten in einem feuerfesten Emailletopf) und ½ Teelöffel reinen Bienenhonig darin auflösen. Das Ganze abkühlen lassen. 2 Teelöffel Beinwell-Tinktur (aus der Apotheke) – sie wirkt zusätzlich gegen Entzündungen – und 1 Teelöffel Schnaps zur Konservierung zufügen und alles gut verrühren.
Im Kühlschrank ist das Gesichtswasser mindestens 4 Wochen haltbar. Tränken Sie morgens und abends einen Wattebausch mit dem Gesichtswasser und reiben Sie Gesicht und Hals damit ab bzw. betupfen Sie eitrige oder entzündete Pickel mit dem Gesichtswasser.

Kohl-Gesichtswasser 2

Vermischen Sie frischen Kohlsaft mit Hamamelis-Wasser aus der Apotheke (Verhältnis 1:1). Geben Sie einige Tropfen Zitronenöl (3 Tropfen auf 100 ml) in die Mischung. Dieses Gesichtswasser morgens und abends auf das gereinigte Gesicht aufgetragen, beruhigt die Gesichtshaut.
Im Kühlschrank mindestens 4 Wochen haltbar.

Kohl-Maske

Ein paar Weißkohlblätter waschen und klein hacken. Dann mit 3 bis 4 Esslöffeln Honig vermischen. Die Maske abends auf das gereinigte Gesicht auftragen. Nach 30 Minuten mit warmem Wasser abwaschen.

Bei fettiger Haut

Kohl-Gesichtsmaske mit Eiweiß

Waschen Sie einige Weißkohlblätter, entfernen Sie den Strunk und geben Sie die Blätter durch den Fleischwolf. Vermischen Sie den Brei mit dem geschlagenen Eiweiß eines Eis. Tragen Sie die Maske abends auf das gereinigte Gesicht auf. Nach 20 Minuten können Sie die Maske mit warmem Wasser abwaschen.

Für straffe Haut

Kohl-Gesichtspackung

Drehen Sie die Blätter von etwa einem Viertel eines Weißkohlkopfes durch den Fleischwolf oder benutzen Sie eine Küchenmaschine mit entsprechendem Einsatz. Geben Sie jeweils 1 Esslöffel Maiskeimöl und Beinwell-Tinktur (aus der Apotheke) zu der Masse und mischen Sie alles gut durch. Geben Sie die Masse auf Ihr gereinigtes Gesicht (Augen- und Mundbereich aussparen) und lassen Sie die Packung 20 bis 30 Minuten einwirken. Danach die Packung mit warmem Wasser abwaschen.

Bei trockener Haut

Kohl-Gesichtsmaske mit Eigelb

Waschen Sie einige Weißkohlblätter, entfernen Sie den Strunk und geben Sie die Blätter durch den Fleischwolf oder benutzen Sie eine Küchenmaschine mit entsprechendem Einsatz. Vermischen Sie den Brei mit dem Eigelb eines Eis. Tragen Sie die Maske abends auf das gereinigte Gesicht auf. Nach 20 Minuten mit warmem Wasser abwaschen.

Kohl-Gesichtsmaske mit Milch

Einige Blätter von frischem Weißkohl waschen, den Strunk entfernen und die Blätter durch den Fleischwolf drehen oder eine Küchenmaschine mit entsprechendem Einsatz benutzen. Dann 1–2 Minuten in kochende Milch geben. Alles abkühlen lassen, die durchgedrehten Kohlblätter ausdrücken und dann aufs Gesicht legen. Die Maske nach 20 Minuten entfernen. Das Gesicht mit Wasser abwaschen.

Kohl-Gesichtsmaske mit Haferflocken

Vermischen Sie einige sehr klein geschnittene Rot- oder Weißkohlblätter mit 1 Teelöffel Haferflocken. Geben Sie 1 Eigelb hinzu und vermischen Sie alles gut. Geben Sie die Maske auf das gereinigte Gesicht. Nach 20 Minuten die Maske mit warmem Wasser entfernen.

Nährcreme mit Kohl

5 g Bienenwachs und 20 g Lanolin zusammen schmelzen lassen. 50 g Maiskeimöl zugeben und alles auf 60 °C erwärmen (mit dem Kochther-

mometer überprüfen). In einem anderen Topf 40 g Kohlsaft ebenfalls auf 60 °C erwärmen und darin ½ Teelöffel Bienenhonig auflösen. Dann 10 g Beinwell-Tinktur zur Lösung geben und diese gut durchrühren. Nun das Lanolin-Öl-Gemisch vom Herd nehmen und die wässrige Lösung langsam einrühren, am besten mit dem Handmixer. So lange weiterrühren, bis die Mischung nur noch warm ist. Jetzt 5 Tropfen eines ätherischen Öls Ihrer Wahl in die Crememasse einrühren. Die Creme so lange weiterrühren, bis sie kalt ist. Dann die Creme in Porzellangefäße (keine Metallgefäße) einfüllen. Sie ist im Kühlschrank mehrere Monate haltbar.
Die Nährcreme abends dünn in die Haut einmassieren.

Gegen Falten

Kohlauflage für Gesicht und Hals

Einige Kohlblätter waschen und in kochendem Wasser blanchieren. Die Kohlblätter aus dem Wasser nehmen, abtropfen lassen, mit etwas Olivenöl benetzen und abends aufs gereinigte Gesicht und den Hals auflegen. Nach 30 Minuten die Blätter entfernen, ein mildes Gesichtswasser auftragen.

Rezepte

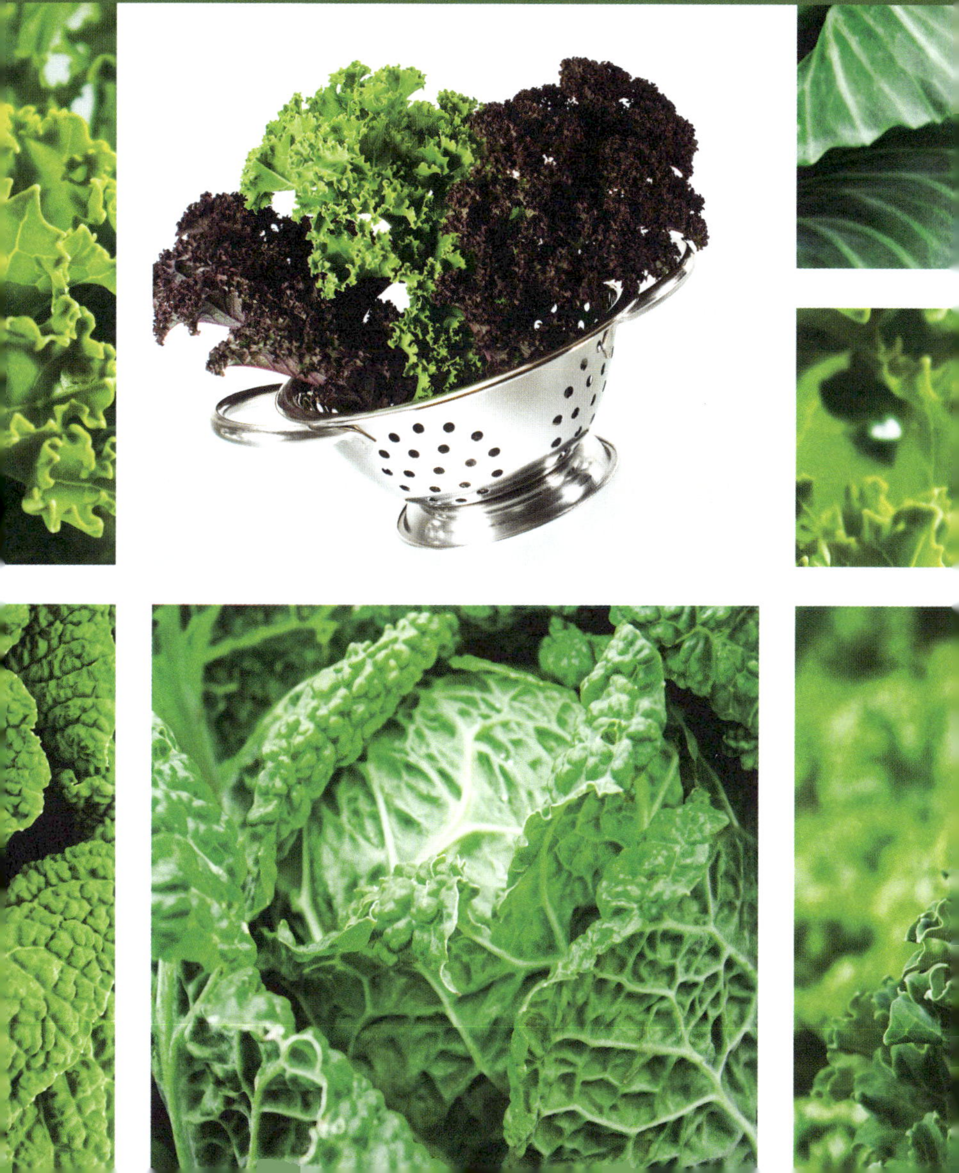

Rezepte mit Sauerkraut und Kohl

Einführung 118

Suppen und Eintöpfe 120

Blumenkohlsuppe 120
Deftiger Sauerkrauteintopf nach polnischer Art (Bigos) 122
Feine Sauerkrautsuppe 123
Kohlsuppe 124
Kohleintopf mit Lamm 125
Mango-Sauerkraut-Eintopf mit Gemüsemaultaschen und Pistou 126
Raffinierter Sauerkrauttopf 127
Sauerkrautsuppe 129
Sauerkrautsuppe mit Hackklößchen 130
Süß-saure Suppe mit Ananaskraut 131
Thüringer Sauerkrautsuppe 132
Weißkohl-Eintopf 133

Vorspeisen 134

Geflügelpastete mit Gemüse 134
Chinakohl-Schinken-Röllchen 137
Chinesische Kohlbeutel 139
Vegetarische Chinakohlröllchen 140
Wan-Tan mit chinesischem Gemüse und Jakobsmuscheln 140
Wirsingröllchen mit Shrimps 142

Salate 144

Asiatischer Chinakohlsalat 144
Blumenkohlsalat 145
Chinakohlsalat mit Sojadressing 145
Herzhafter Sauerkrautsalat 146
Kohlsalat mit Cashewkernen 147
Rohkostsalat Rotkohl 148
Rotkohl-Trauben-Salat 149
Sauerkrautsalat mit Joghurt 151

Hauptspeisen 152

Blumenkohl und Brokkoli mit Pinienkernen 152
Chinakohl mit Käsekruste 152
Chinakohlpfanne mit Bandnudeln 153
Gänsebraten mit Rotkohl 154
Gefüllter Kohlkopf 156
Grünkohl mit Pinkel 157
Kohlrabigratin 159
Indisches Kohlgemüse 160
Kernige Wirsingtaschen 161
Kohlgemüse aus dem Wok 162
Kohlrouladen 164
Rosenkohlquiche 165
Schupfnudeln mit Sauerkraut 167
Schweinemedaillons in Wirsinghülle 168
Überbackener Blumenkohl mit gefüllten Tomaten 170

Nachspeisen 172

Obstsalat mit Kohl und Nüssen 172

Einführung

Kohl ist ein prima Begleiter traditioneller und klassischer Fleischgerichte. Man reicht z. B. Rotkohl zu Sauerbraten und Gänsebraten, Weißkohl und Sauerkraut passen zu Kassler, Räucherspeck und Würstchen. Weißkohl, Rotkohl und Wirsing eignen sich für Kohlrouladen, Blumenkohl harmoniert mit Schweinefilet und Hackfleisch, Brokkoli schmeckt fein zu Wild, aber auch zu Fisch. Rosenkohl macht den Schweinebraten perfekt, Kohlrabi rundet Hackfleischgerichte ab, passt aber ebenso gut zum Schnitzel. Und was wäre der norddeutsche »Pinkel« (Grützwurst) ohne Grünkohl? Doch auch ohne Fleisch macht Kohl viel her: Zum Beispiel als Gemüsegratin, als Quiche oder als Suppe und Eintopf. Eine universelle Beilage zu allen Kohlgerichten ist zweifellos die Kartoffel in ihrer ganzen Vielfalt. Daneben sind natürlich auch die regionalen Spezialitäten nicht zu verachten: Krautspätzle, Schupfnudeln zu Sauerkraut, Hefeklöße zu Bayrisch Kraut, Kartoffelknödel zu Rotkohl, Semmelknödel zu Wirsing und Rotkohl. Kohl verträgt kräftiges Würzen. Pfeffer und Muskat sind Pflicht, je nach Gericht kommen Kümmel, Nelken, Wacholderbeeren, Lorbeer, Zimt etc. dazu. Der Kohl verträgt eine ganze Menge – und das macht ihn dann auch gut verträglich.
Informationen zu Einkauf und Lagerung von Kohl finden Sie auf Seite 22.
Wenn nicht anders vermerkt, sind die Rezepte jeweils für vier Personen gedacht.
Und jetzt wünsche ich Ihnen Spaß beim Ausprobieren dieser Rezepte und einen guten Appetit!

Kohl und Blähungen – ein leidiges Thema

Viele Menschen verzichten auf das gute Kohlgemüse, da sie Angst vor Blähungen haben. Dabei gibt es ganz einfache Tricks, mit denen sich diese unangenehme »Nebenwirkung« von Kohl vermeiden lässt: Legen Sie den Kohl ein bis zwei Tage ins Tiefkühlfach bzw. in die Tiefkühltruhe. Die Kälte macht ihn besser verdaulich. Auch die Zugabe von Kümmel- und Fenchelsamen oder einem Stück geriebener Ingwerwurzel beugt Blähungen vor. Wer Kümmel nicht mag, kann die Samen in einen Kaffeefilter füllen, zubinden, zum Gemüse ins kochende Wasser legen und später wieder herausnehmen. Sollten sich doch wider Erwarten Blähungen einstellen, lindern Salbei-, Kümmel- oder Anistee nach dem Essen die Beschwerden. Das Kauen eines Stücks Ingwerwurzel kann ebenfalls helfen.

Und auch diese Maßnahmen helfen: Legen Sie bei Blähungen eine Wärmflasche auf den Bauch. Oder trinken Sie vor den Mahlzeiten ein Glas lauwarmes Wasser mit einem Teelöffel Apfelessig. Eine weitere Möglichkeit sind ätherische Öle: Stellen Sie sich eine Mischung aus 30 ml Johanniskrautöl, zwei Tropfen Fenchelöl süß, zwei Tropfen Estragonöl, zwei Tropfen Korianderöl und zwei Tropfen Kreuzkümmelöl her. Führen Sie mit dieser Mischung eine sanfte Bauchmassage durch. Oder legen Sie Kohlauflagen auf den Bauch!

Suppen und Eintöpfe

Blumenkohlsuppe

400 g frischer Blumenkohl
150 g mehlige Kartoffeln
2 Stangen Staudensellerie
6 Scheiben rundes Pumpernickel
2 TL gekörnte Gemüsebrühe
250 ml fettarme Milch
1 Zitrone
1 Prise Cayennepfeffer
1 Prise weißer Pfeffer
1 EL Sonnenblumenöl
1 TL Zimt

Den Blumenkohl putzen, waschen und in Röschen teilen. Die Kartoffeln waschen, schälen und in Würfel schneiden.
Den Staudensellerie putzen, waschen und in Scheiben schneiden. Den Pumpernickel in Würfel schneiden.
500 ml Wasser zum Kochen bringen, die Brühe darin auflösen, Blumenkohl, Kartoffeln und Sellerie zugeben und alles bei geschlossenem Deckel 15 Minuten garen, anschließend pürieren.
Die Milch zugießen und aufkochen lassen. Mit Zitronensaft, Cayenne- und weißem Pfeffer abschmecken.
Das Öl in einer Pfanne erhitzen, die Pumpernickelwürfel darin ungefähr eine Minute anbraten. Dann die Pfanne von der Kochstelle nehmen und die Würfel mit Zimt bestreuen.
Die Suppe in Teller füllen und mit den Pumpernickelwürfeln garnieren.

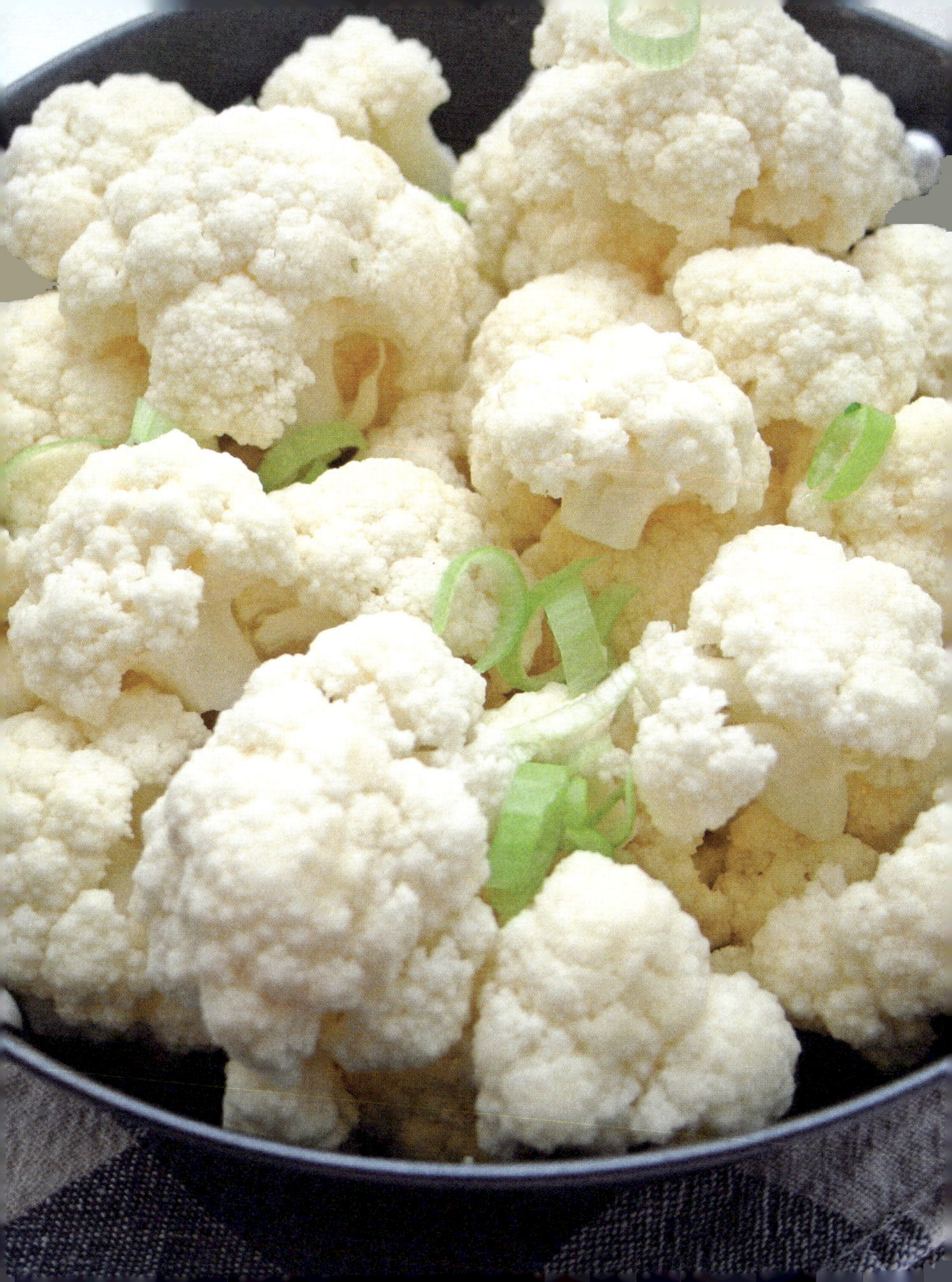

Deftiger Sauerkrauteintopf nach polnischer Art (Bigos)

250 g magerer durchwachsener Räucherspeck
1 Dose Schweinefleisch im eigenen Saft (400 g)
200 g Zwiebeln
5 EL Sonnenblumenöl
2 Dosen mildes Weinsauerkraut (à 850 ml)
300 ml heiße Fleischbrühe (aus Würfel oder Instantpulver)
1 Paar Krakauer Würstchen (150 g)
Pfeffer
gestoßener Kümmel
Salz
1–2 TL Tomatenmark

Den Räucherspeck und das Schweinefleisch in Würfel schneiden.
Die Zwiebeln abziehen und fein würfeln.
Das Öl in einem großen Topf erhitzen und die Zwiebeln sowie den Speck gut anbraten. Das Fleisch hinzugeben und kurz mitdünsten.
Das Sauerkraut zusammen mit der Fleischbrühe in einen zweiten Topf geben und 30 Minuten bei milder Hitze schmoren.
Die Speck-Mischung sowie die Krakauer Würstchen dazugeben und das Ganze mit Pfeffer, Kümmel und Salz abschmecken.
Das Tomatenmark unterrühren, um dem Gericht die typische Farbe und den Bigos-Geschmack zu geben.

Tipp:
Statt der Krakauer Würstchen können Sie auch Polnische oder Pfefferbeißer verwenden. Das sind geräucherte Rohwürste, die je

nach Austrocknungsgrad weicher oder fester sind. Sie geben dem Eintopf viel Würze, deshalb das Gericht erst kurz vor dem Servieren abschmecken. Dazu servieren Sie herzhaftes Brot.

Feine Sauerkrautsuppe

12 blaue Weintrauben
200 g Sauerkraut
2 EL Sonnenblumenöl
500 ml Wasser
2 Tüten Kartoffelcremesuppe (Fertiggericht)
4 TL Crème fraîche

Die Weintrauben waschen, halbieren und entkernen. Das Sauerkraut abtropfen lassen und klein schneiden.
Das Öl in einem Topf erhitzen, das Sauerkraut darin andünsten. 500 ml Wasser zugießen und erwärmen.
Dann die Kartoffelcremesuppe zugeben und alles unter Rühren eine Minute aufkochen lassen. Die Crème fraîche unterrühren.
Die Suppe in tiefen Tellern anrichten und mit den Weintrauben garnieren.

Kohlsuppe

½ Weißkohlkopf
2 Knoblauchzehen
3 bunte Paprika
2 Tomaten
2 Karotten
2 Stangen Staudensellerie
1 große Zwiebel
2 EL Olivenöl
2 EL Tomatenmark
Salz, Pfeffer, Muskat, Curry
Paprikapulver
1 Bund Blattpetersilie

Den Kohl putzen, waschen und den Strunk entfernen.
Den Knoblauch schälen und durchpressen.
Das restliche Gemüse waschen, putzen und in feine Streifen oder kleine Würfel schneiden. Die Zwiebel schälen und in feine Würfel schneiden.
Das Öl in einem Topf erhitzen und die Zwiebelwürfel glasig anschwitzen.
Das Gemüse und den Knoblauch dazugeben und kurz mitdünsten. Dann das Tomatenmark zufügen und verrühren. Mit 1½ l Wasser aufgießen, aufkochen lassen, dann mit Salz, Pfeffer, Muskat, Curry und Paprikapulver würzen.
Alles etwa 20 Minuten bei kleiner Hitze köcheln lassen.
In der Zwischenzeit die Blattpetersilie waschen, die Blätter abzupfen und fein hacken.
Die Suppe nochmals abschmecken, in Suppenteller geben und mit der Petersilie bestreuen.

Kohleintopf mit Lamm

1 kleiner Weißkohl
1 Stange Lauch
3 Kartoffeln
1 Karotte
600 g Lammfleisch
10 Pfefferkörner, weiß
1 Lorbeerblatt
3 TL Salz

Den Weißkohl in 4 Teile schneiden, den Strunk entfernen. Dann den Weißkohl in ungefähr 2 cm breite Streifen schneiden.

Den Lauch waschen, dabei zur Spitze hin immer mehr die äußeren Blätter entfernen, in Ringe schneiden.

Kartoffeln und Karotten waschen, schälen und in Scheiben schneiden.

Das Lammfleisch in kleine Würfel schneiden.

Gemüse und Fleisch in einen Topf geben, mit 1½ l kaltem Wasser auffüllen und langsam aufkochen lassen. Zwischendurch immer wieder den Schaum abnehmen.

Pfefferkörner, Lorbeer und Salz dazugeben.

Den Eintopf 90 Minuten köcheln lassen, bis Gemüse und Fleisch gar sind.

Tipp:
Kohl wird bekömmlicher, wenn man ihn mit Kümmel zubereitet. Auf diese Weise können Blähungen verhindert werden.

Mango-Sauerkraut-Eintopf mit Gemüsemaultaschen und Pistou

Für den Eintopf:

1 kleine Zwiebel
1 EL Butterschmalz
200 g Kartoffeln
400 g Sauerkraut
1 vollreife Mango
(ca. 200 g Fruchtfleisch)
750 ml Gemüsebrühe
(aus Würfel oder Instantpulver)
100 ml Sojasoße
500 g Gemüsemaultaschen
(Fertigprodukt aus dem Kühlregal)

Für den Pistou:

3 Knoblauchzehen
schwarzer Pfeffer aus der Mühle
Salz
10 frische Basilikumblätter
30 g geriebener Parmesan
2 EL Olivenöl
2 EL Sojasoße

Für den Eintopf die Zwiebel abziehen und fein würfeln. Das Butterschmalz in einem großen Topf erhitzen und die Zwiebel darin glasig dünsten.
Die Kartoffeln schälen, in kleine Würfel schneiden und dazugeben.
Das Sauerkraut hinzufügen.
Von der Mango die Haut abziehen, das Fruchtfleisch vom Kern schneiden, fein würfeln und hinzugeben. Alles vorsichtig durchrühren und dünsten.
Die Brühe angießen und die Sojasoße untermischen.
Alles zugedeckt etwa 30 Minuten leise köcheln lassen.
Für den Pistou den Knoblauch abziehen, zusammen mit Pfeffer, Salz, Ba-

silikum, Parmesan und Öl im Mörser zu einer Paste zerstampfen, die Sojasoße unterrühren.
Die Gemüsemaultaschen nach Packungsanweisung in reichlich Salzwasser erhitzen, herausnehmen und vorsichtig unter den Sauerkrauteintopf heben.
Das Pesto getrennt dazu servieren.

Raffinierter Sauerkrauttopf

Für die Suppe:

2 Schalotten	4 Frühlingszwiebeln
2 rote Äpfel	125 g Sahne
150 g kleine Kabanossi	1 Eigelb
1 EL Raps- oder Sonnenblumenöl	weißer Pfeffer aus der Mühle
1 kleine Dose Sauerkraut (350 g)	Curry
250 ml Cidre (trockener Apfelwein)	Salz
250 ml heiße Gemüsebrühe (aus Instantpulver)	1 EL Honig

Für das Topping:

2 kleine Äpfel	40 ml Calvados (Apfelschnaps)
20 g Butter	Pfeffer aus der Mühle
80 g Zucker	Salz

Für die Suppe die Schalotten abziehen.
Die Äpfel waschen, trocken tupfen, vierteln, das Kerngehäuse herausschneiden und das Fruchtfleisch würfeln.

Die Kabanossi in dünne Scheiben schneiden.
Das Öl in einem Topf auf mittlerer Flamme erhitzen und alles darin unter gelegentlichem Wenden andünsten.
Das Sauerkraut dazugeben und kurz mitdünsten.
Den Cidre und die Brühe angießen, die Mischung aufkochen und bei kleiner Flamme zugedeckt etwa 15 Minuten schmoren lassen.
Die Frühlingszwiebeln waschen, putzen und in Ringe schneiden.
Die Sahne mit dem Eigelb verquirlen.
Die Suppe vom Herd nehmen und die Sahne-Eigelb-Mischung zügig einrühren.
Mit Pfeffer, Curry, Salz und Honig abschmecken.
Für das Topping die Äpfel schälen, vierteln, entkernen und in Spalten schneiden.
Die Butter in eine Pfanne geben, auf mittlerer Flamme schmelzen, den Zucker hinzugeben und unter Rühren karamellisieren lassen. Die Apfelspalten darin schwenken, das Ganze mit Calvados ablöschen und mit Pfeffer und Salz würzen.
Die Suppe auf Teller verteilen und die Apfelspalten sowie die Frühlingszwiebeln darauf verteilen.

Sauerkrautsuppe

125 g magerer durchwachsener Räucherspeck
1 Zwiebel
1 Knoblauchzehe
700 ml Fleischbrühe (aus Würfel oder Instantpulver)
250 g Sauerkraut
125 g ausgelöstes Kasseler Rippchen
½ grüne Paprikaschote
1 TL Paprikapulver, edelsüß
Salz
Tabasco
2 EL Enzym-Ferment-Getreide (aus Drogerie oder Reformhaus)
125 g Kabanossi (Knoblauchsalami)
150 g Schmand (dicke saure Sahne mit 24% Fett)

Den Räucherspeck in sehr kleine Würfel schneiden und ohne Fettzugabe in einem großen Topf ausbraten. Die Zwiebel und den Knoblauch abziehen, fein hacken, zum Speck geben und mitdünsten, bis die Zwiebelwürfel glasig und goldgelb sind.
Die Brühe angießen, das Ganze durchrühren und zum Kochen bringen. Das Sauerkraut untermischen. Das Kasseler in kleine Würfel schneiden, dazugeben und alles zugedeckt etwa 30 Minuten bei milder Hitze köcheln lassen.
Die Paprikahälfte putzen, waschen, Kerne sowie weiße Innenteile entfernen, das Fruchtfleisch in feine Streifen schneiden. Zur Suppe geben, mit Paprikapulver, Salz, Tabasco und Enzym-Ferment-Getreide würzen. Die Kabanossi in sehr dünne Scheiben schneiden, zur Suppe geben und das Ganze bei schwacher Hitze etwa 15 Minuten ziehen lassen. Die Suppe vom Herd nehmen. Den Schmand cremig rühren und unterheben oder als Klecks auf jeder Suppenportion verteilen.

Sauerkrautsuppe mit Hackklößchen

1 Bund glatte Petersilie
250 g gewürztes Schweinehackfleisch (Hackepeter oder Thüringer Mett)
1 rote Paprikaschote
1 EL Schweineschmalz
1 l Fleischbrühe (aus Würfel oder Instantpulver)
1 Dose Weinsauerkraut (580 ml)
weißer Pfeffer aus der Mühle, Salz

Die Petersilie waschen, trocken schütteln, die großen Stängel entfernen und die zarten Zweige mit den Blättchen fein hacken.
Das Hack zusammen mit der Hälfte der Petersilie in eine Schüssel geben und alles gut miteinander verkneten. Mit nassen Händen aus dem Teig walnussgroße Klößchen formen.
Die Paprikaschote waschen, halbieren, den Stielansatz, die Kerne sowie die weißen Innenteile entfernen und das Fruchtfleisch fein würfeln.
Das Schmalz in einem Topf erhitzen und die Paprikawürfel darin anbraten. Mit der Brühe ablöschen und das Ganze aufkochen. Die Klößchen hineingeben und etwa 5 Minuten köcheln lassen.
Das Sauerkraut hinzufügen und alles weitere 5 Minuten leise köcheln lassen.
Die Suppe mit Pfeffer und Salz abschmecken und mit der restlichen Petersilie bestreuen.

Tipp:
Wenn Sie kein gewürztes Hackfleisch bekommen, dann kaufen Sie normales Schweinhackfleisch und würzen Sie es selbst mit Pfeffer,

Salz, Paprikapulver und fein gehackter Zwiebel (nach Belieben). Den Hackfleischteig können Sie mit einem kleinen Ei und etwas Semmelbröseln binden und kompakter machen. So fallen die Klößchen nicht auseinander, was durch zu langes Kochen und Umrühren leicht passieren kann.

Süß-saure Suppe mit Ananaskraut

1 kleiner Hokkaido-Kürbis (ca. 800 g)
1 rote Paprikaschote
400 g ausgelöstes Kasseler
1 Bund Petersilie
1 l Fleischbrühe
1 Dose Ananaskraut (425-ml-Dose)
Salz
1 EL brauner Zucker
weißer Pfeffer aus der Mühle

Den Kürbis in Viertel teilen, die Kerne herausschaben und das Fruchtfleisch in Würfel schneiden.
Die Paprikaschote waschen, putzen, vierteln, das Kerngehäuse sowie die weißen Innenteile herausschneiden und das Fruchtfleisch fein würfeln.
Das Kasseler in kleine Würfel schneiden.
Die Petersilie waschen, trocken schütteln, die groben Stiele entfernen und die zarten Zweige mit den Blättchen fein hacken.
Die Brühe zum Kochen bringen. Kürbis, Paprika, Kasseler sowie Ananaskraut hinzugeben und das Ganze bei milder Hitze zugedeckt etwa 20 Minuten garen. Mit Salz, Zucker und Pfeffer abschmecken und mit Petersilie bestreut servieren.

Hierzu schmeckt aufgebackenes Fladenbrot oder hell gerösteter Toast. Ein Esslöffel Crème fraîche verfeinert die Suppe noch. Statt Petersilie können Sie auch Korianderblättchen (herzhaft) oder Kerbel (mild) verwenden.

Thüringer Sauerkrautsuppe

2 EL Schweineschmalz
1 große Zwiebel
300 g Sauerkraut
1 Lorbeerblatt
4 Wacholderbeeren
½ TL Kümmel
1 l Fleischbrühe
(aus Würfel oder Instantpulver)
1 rohe Kartoffel
2 EL saure Sahne
weißer Pfeffer, Salz

Das Schmalz erhitzen. Die Zwiebel abziehen, fein würfeln und darin glasig dünsten.
Das Sauerkraut mit einer Gabel etwas auflockern, dazugeben, andünsten und das Lorbeerblatt, die Wacholderbeeren sowie den Kümmel untermischen. Die Brühe angießen und das Ganze zugedeckt bei schwacher Hitze etwa 20 Minuten köcheln lassen.
Die Kartoffel waschen, schälen und mit einer feinen Reibe in die Suppe reiben. Die Suppe aufkochen lassen.
Das Lorbeerblatt sowie die Wacholderbeeren aus der Suppe nehmen. Die saure Sahne unterrühren und die Suppe mit Pfeffer und Salz abschmecken.
Zu dieser Suppe schmeckt ein kräftiges Bauernbrot mit Butter oder ein Stück knuspriges Baguette.

Weißkohl-Eintopf

1 kg Weißkohl
2 Zwiebeln
60 g Sojaöl
500 g Rinderhack
1 Dose geschälte Tomaten (850 g)
500 ml Fleischbrühe
(aus Würfel oder Instantpulver)
1 TL Kümmel
schwarzer Pfeffer
Cayennepfeffer
Salz
150 g Crème fraîche

Vom Kohl die Außenblätter entfernen oder säubern, den Kopf vierteln, den Strunkanteil jeweils herausschneiden und die Kohlviertel quer in feine Streifen schneiden.
Die Zwiebeln schälen und fein hacken.
Etwas Öl in einer Pfanne erhitzen und den Kohl portionsweise darin andünsten. Zwischendurch immer etwas Öl in die Pfanne geben.
Dann das Hack ebenfalls portionsweise anbraten.
Das Gemüse und das Hack zusammen in einen großen Topf geben, die Tomaten samt Saft, die Brühe und den Kümmel hinzugeben und das Ganze zugedeckt etwa 45 Minuten kochen lassen.
Mit Pfeffer, Cayennepfeffer und Salz abschmecken. Alles gut durchrühren.
Vor dem Servieren auf jede Portion einen Klecks Crème fraîche geben und etwas Cayennepfeffer daraufgeben.

Vorspeisen

Geflügelpastete mit Gemüse

(für 1 Kastenform à 30 cm Länge bzw. insgesamt 12 bis 14 Scheiben)

Für den Teig:

200 g Weizenmehl Type 550
100 g zarte Haferflocken
1 TL Salz
150 g Butter
2 Eier
Mehl zum Formen und Ausrollen
Butter für die Form

Für die Pastetenmasse:

400 g Hähnchenbrustfilet
2 Zwiebeln
10 g Butter
80 ml Cognac oder Weinbrand
3 Eier
100 g Sahne
weißer Pfeffer, Pimentpulver, geriebene Muskatnuss, Salz

Für die Gemüseeinlage:

150 g Karotten
150 g Brokkoliröschen
50 ml Gemüsebrühe (aus Instantpulver)

Für den Teig die Zutaten rasch miteinander verkneten, den Teig mit bemehlten Händen zu einer Kugel formen, in der Mitte teilen und kalt stellen.
Für die Pastetenmasse das Hähnchenfleisch durch den Fleischwolf (feine Scheibe) drehen (oder benutzen Sie eine Küchenmaschine mit entsprechendem Einsatz).

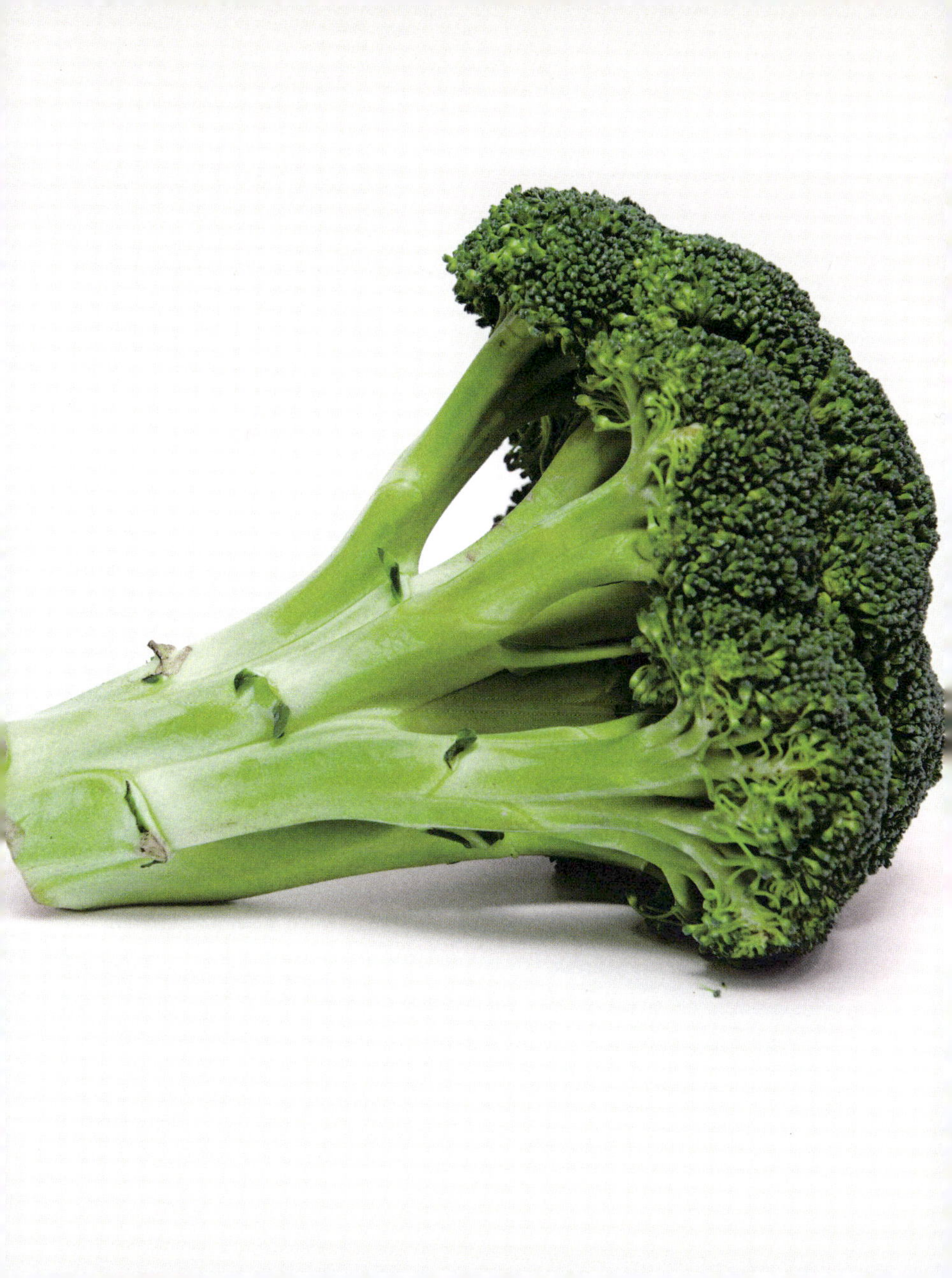

Die Zwiebeln schälen, fein hacken und in der Butter glasig dünsten. Mit Cognac oder Weinbrand ablöschen, die Flüssigkeit leicht einkochen lassen, dann abkühlen lassen und zum Hähnchenfleisch geben.
1 Ei, die Sahne, die Gewürze und etwas Salz zur Hähnchenmasse geben, alles gut miteinander verrühren, dann im Mixer pürieren und die Masse kalt stellen.
Für die Gemüseeinlage die Karotten waschen, putzen und schälen. Die Brokkoliröschen putzen.
Das Gemüse in der Gemüsebrühe 5 Minuten dünsten, abgießen und abkühlen lassen.
Von einer der Teigkugeln ein Viertel abnehmen, den Rest auf bemehlter Unterlage ausrollen.
Die Kastenform mit Butter ausstreichen und so mit dem Teig der größeren Kugel auskleiden, dass an den Rändern ringsherum 2 cm Teig überstehen.
Die Pastetenmasse zur Hälfte einfüllen, glatt streichen, das Gemüse hineindrücken und den Rest der Masse darauf verteilen. Glatt streichen und die überstehenden Teigränder einschlagen.
Die zweite (kleinere) Teigkugel zu einem passenden Deckel ausrollen und den Pastetenmantel damit verschließen. An den Schmalseiten jeweils ein kleines Loch für den Dampfabzug ausstechen und mit einem kleinen Förmchen offen halten.
Die restlichen Eier trennen.
Alle Teigreste ausrollen, daraus Plätzchen ausstechen und mit Eiweiß auf die Oberseite der Pastete kleben.
Die Eigelbe verquirlen und die Oberseite der Pastete damit bestreichen.

Den Backofen auf 225 °C vorheizen und die Pastete auf mittlerer Einschubleiste 15 Minuten backen. Dann Hitze auf 180 °C reduzieren und die Pastete weitere 45 Minuten fertig backen.

Chinakohl-Schinken-Röllchen

500 g Chinakohl
250 ml Brühe (Instant oder Würfel)
4 Scheiben Schinken, mager, gekocht
4 EL Öl
2 TL Zucker
2 EL Essig
1 EL Sojasoße
1 Prise Salz
2 Spritzer Tabasco

12 Blätter vom Chinakohl ablösen und waschen. In der kochenden Brühe kurz blanchieren, gut abtropfen lassen.
Je 3 Chinakohlblätter aufeinanderlegen, Schinkenscheibe in gleicher Größe auflegen und fest einrollen. Dann schräg in 4 cm breite Streifen schneiden und nebeneinander auf eine Platte legen.
Das Öl in einer Pfanne erhitzen, Zucker zugeben und unter Rühren leicht karamellisieren, nicht bräunen.
Essig, Sojasoße, Salz und Tabasco dazugeben und verrühren. Die Soße noch heiß über die Röllchen geben.
Die Röllchen zugedeckt 1 Stunde kalt stellen.

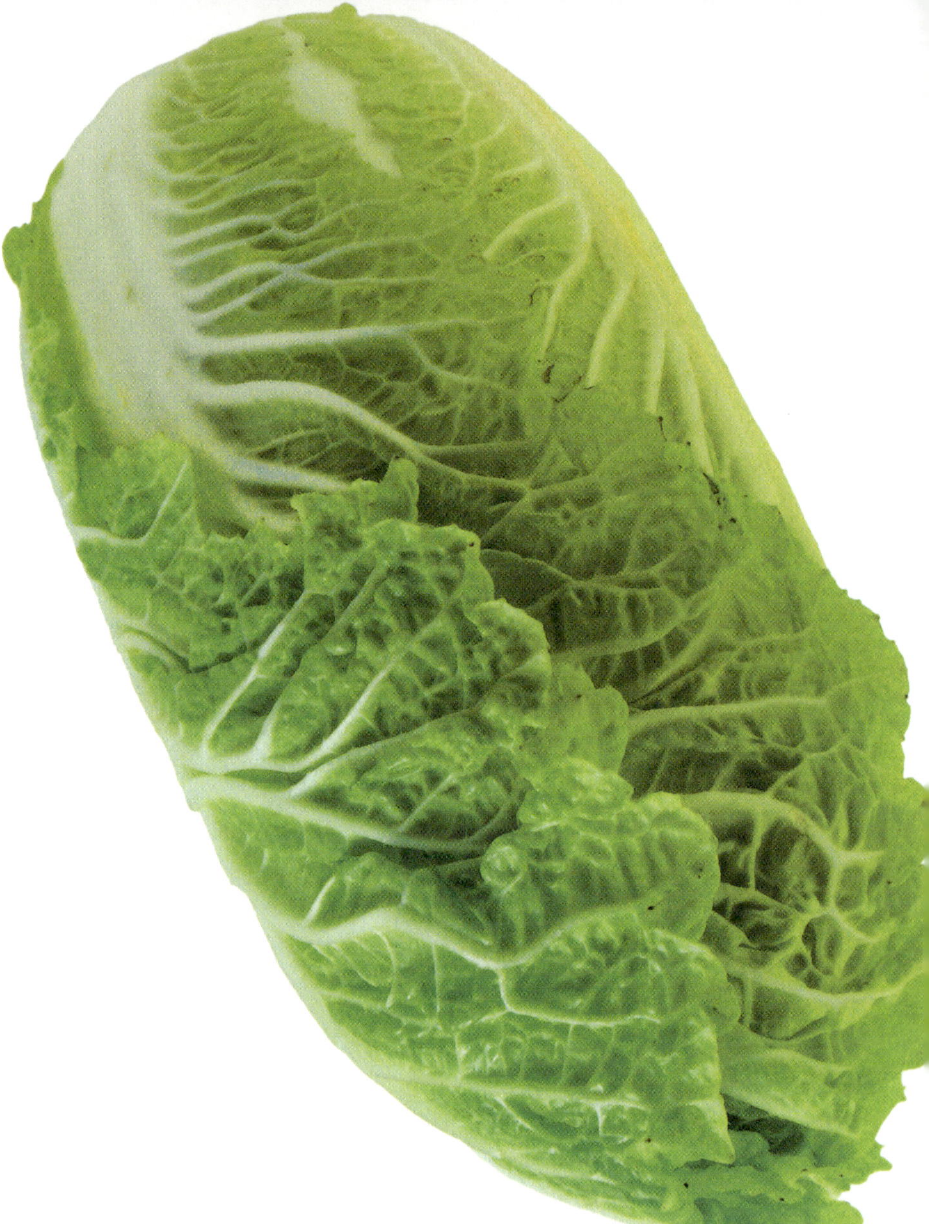

Chinesische Kohlbeutel

250 g Reis
500 g Lachsfilet
3 Chilischoten, getrocknete
1 TL Zitronengras
1 TL schwarze Pfefferkörner
1 TL Pimentkörner
8 Blätter Chinakohl
1 kleine Stange Lauch, in 8 dünne Streifen geschnitten
Salz

Den Reis nach Packungsanweisung kochen.
Das Fischfilet waschen, dann ca. 10 Minuten in Salzwasser garen (nicht kochen!). Anschließend den Fisch pürieren und mit dem gegarten Reis vermischen.
Die Chilischoten klein schneiden.
Das Zitronengras sehr fein hacken.
Chilischoten mit Zitronengras, Pfeffer- und Pimentkörnern in einem Mörser zerstoßen und die Reis-Fisch-Mischung damit abschmecken.
Die Chinakohlblätter waschen, dann in Salzwasser ungefähr 1 Minute blanchieren, herausnehmen und abtropfen lassen.
Den Lauch putzen, waschen, nach oben hin immer mehr der äußeren Blätter entfernen. Dann den Lauch in dünne Streifen schneiden.
Die Chinakohlblätter auslegen, die Reis-Fisch-Mischung gleichmäßig darauf verteilen, dann die Blätter wie Beutel zusammenfalten und mit den Lauchstreifen zubinden.
Die Kohlbeutel mit den Lauchstreifen dann in heißem Salzwasser erhitzen, herausnehmen und anrichten.

Vegetarische Chinakohlröllchen

200 g Reis
Gemüsebrühe
(Würfel oder Instant)
1 großer Chinakohl
250 g Schafskäse
1 Bund Petersilie
50 g Sultaninen oder Rosinen
1 TL schwarze Senfkörner
Cayennepfeffer
Salz
2 EL Weißweinessig
2 EL Öl

Reis in der Gemüsebrühe nach Anweisung kochen und abkühlen lassen.
Etwa 20 Blätter vom Chinakohlkopf ablösen und kurz blanchieren.
Den Schafskäse in sehr kleine Würfel schneiden.
Petersilie fein hobeln.
Die Sultaninen klein schneiden.
Die Senfkörner im Mörser zerstoßen.
Den Reis mit Petersilie, Käse, Sultaninen und Senfkörnern vermischen, mit Cayennepfeffer, Salz, Essig und Öl abschmecken.
Die Reismischung in die Kohlbätter wickeln und als Fingerfood servieren.
Reichen Sie dazu einen Dip, z.B. eine süß-saure Soße.

Wan-Tan mit chinesischem Gemüse und Jakobsmuscheln

4 Schalotten
1 Zitronengras
1 Chili
1 Pak-Choi (asiatischer Kohl)
50 g Zuckerschoten
2 Tomaten, gewürfelt
100 g Mungobohnen
16 Jakobsmuscheln
12 Wan-Tan-Blätter
60 g Erdnüsse (nicht gesalzen)

Öl zum Frittieren und Braten	40 ml Sojasoße
50 g Bambusstreifen	Limonenblätter

Die Schalotten, Zitronengras, Chili, Pak-Choi, Zuckerschoten und Tomaten in Würfel schneiden.
Die frischen Jakobsmuscheln putzen, waschen und trocken tupfen.
Wan-Tan Blätter auftauen lassen und in Öl frittieren.
Die Erdnüsse fein hacken.
Öl im Wok erhitzen und die Schalotten, Zitronengras, gehackte Erdnüsse und Chili in den Wok geben und leicht anbraten. Danach die Bambusstreifen und Zuckerschoten dazugeben und für ein paar Minuten mitbraten. Dann Sojasoße, Pak-Choi, Tomatenwürfel und Mungobohnen zufügen.
In einer Pfanne Öl erhitzen und die Jakobsmuscheln von jeder Seite anbraten.
Limonenblätter auf die Jakobsmuscheln streuen. Die fertigen Muscheln danach halbieren.
Wan-Tan-Blatt auf einen Teller legen, dann zuerst vier halbe Jakobsmuscheln, anschließend das Gemüse darauflegen. Es folgt wieder ein Wan-Tan-Blatt. Auf diese Weise fortfahren, mit einem Wan-Tan-Blatt abschließen.

Tipp:
Statt Jakobsmuscheln können Sie auch Scampi oder Hummerkrabben verwenden.

Wirsingröllchen mit Shrimps

250 g Wirsing
50 g Milchreis
150 ml Gemüsebrühe
1 Stange Staudensellerie
1 Knoblauchzehe
10 g Ingwer
100 g TK-Shrimps (aufgetaut)
1 EL Sesamsamen
1 TL Sonnenblumenöl
1 EL Sesamöl
3 EL Sojasoße
1 EL Limettensaft
Salz
Pfeffer
Chilisoße, sweet

Die Blätter vom Wirsingkopf lösen, die dicken Blattrippen herausschneiden. Die Blätter waschen und in kochendem Salzwasser etwa 1 Minute blanchieren. Dann die Blätter mit kaltem Wasser abschrecken.
Den Milchreis mit 80 ml Gemüsebrühe in einen Topf geben, kurz aufkochen und danach 25 Minuten ausquellen lassen.
Den Staudensellerie putzen, fein würfeln. Die Knoblauchzehe schälen und durchpressen, den Ingwer schälen und in kleine Würfel schneiden. Staudensellerie, Knoblauch und Ingwer vermengen. Den Milchreis, die Shrimps und die restlichen Zutaten dazugeben und vermischen. Mit Salz und Pfeffer abschmecken.
Auf jedes Wirsingblatt einen gehäuften Esslöffel der Füllung geben. Die Seiten der Blätter über die Füllung klappen und dann fest einrollen. Die Röllchen nebeneinander in einen Bräter legen, mit der restlichen Gemüsebrühe aufgießen und im Backofen bei 160 °C (Heißluft) ungefähr 30 Minuten garen.
Die Wirsingröllchen mit der Chilisoße als Dip servieren.

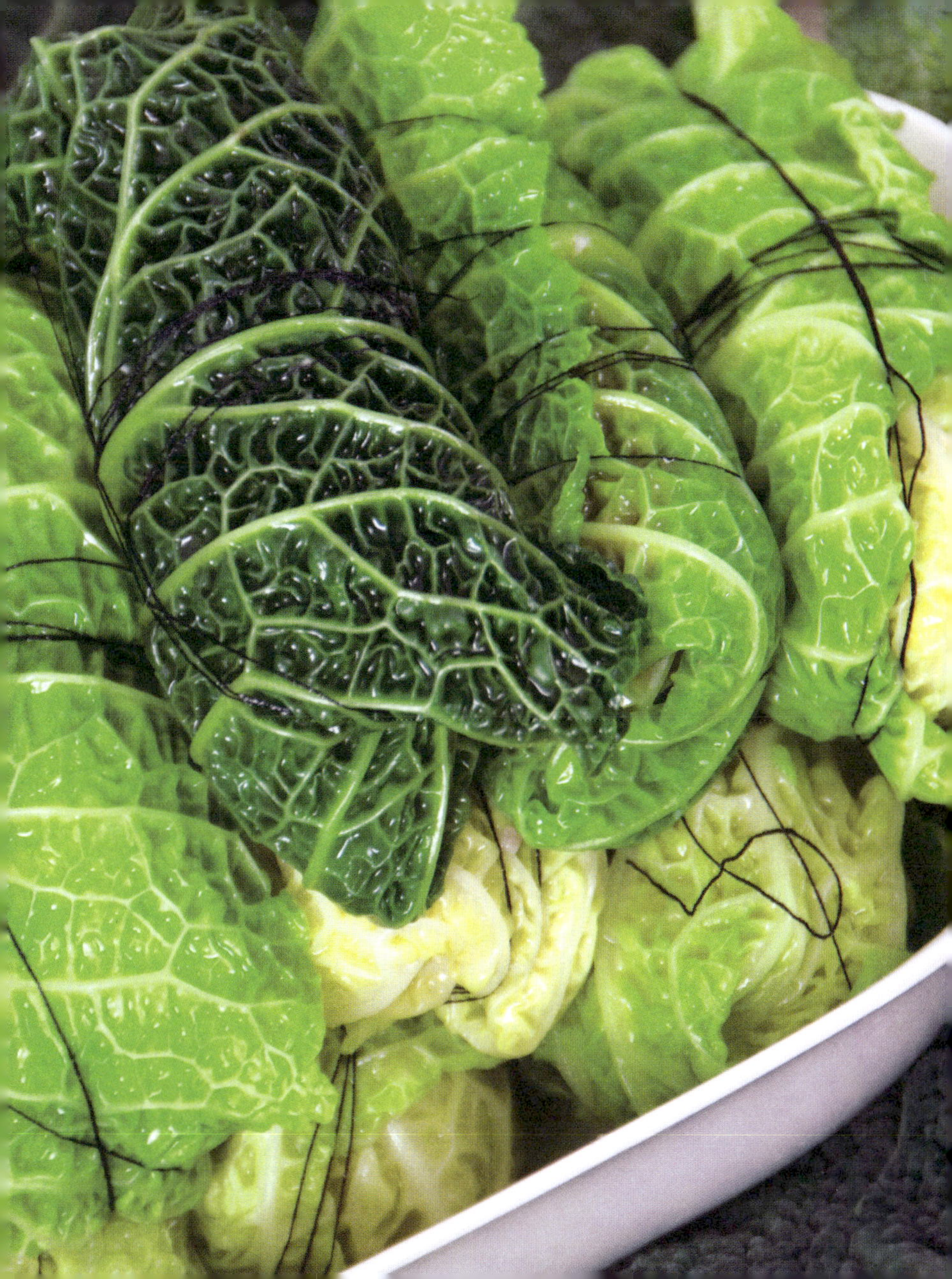

Salate

Asiatischer Chinakohlsalat

Für den Salat:

100 g Glasnudeln
1 kleiner Chinakohl
180 g Mungobohnensprossen
120 g Bohnensprossen, frisch
120 g Zuckerschoten
1 Karotte

Für das Dressing:

Saft 1 Orange
1 EL Sesam, geröstet
1 TL Honig
1 TL Sesamöl
1 EL Haselnussöl

Für den Salat die Glasnudeln in eine Schüssel geben. Wasser aufkochen lassen und über die Glasnudeln schütten. Die Glasnudeln ungefähr 3 Minuten ziehen lassen. Dann die Glasnudeln in ein Sieb geben, das Wasser ablaufen lassen. Die Nudeln mit kaltem Wasser abspülen, gut abtropfen lassen, dann mit der Schere in kurze Stücke schneiden.
Chinakohl putzen, waschen und in feine Streifen schneiden.
Die Mungobohnensprossen abspülen und gut abtropfen lassen.
Kohlstreifen und Mungobohnensprossen in eine große Schüssel geben.
Zuckerschoten putzen, dritteln. Karotte putzen, in feine Stifte schneiden.
Die Glasnudeln, das Gemüse und die frischen Sprossen mit in die Schüssel geben.
Für das Dressing alle Zutaten gut miteinander vermischen. Dann das Dressing über den Salat gießen und unterheben.

Blumenkohlsalat

1 Blumenkohlkopf
500 g Tomaten
50 g Cashewkerne (gehobelt)
125 ml Fleischbrühe
(Instant oder Würfel)
4 EL Öl
Essig
Salz
Pfeffer, Muskat (gemahlen)
Zucker
1 Messerspitze Senf (scharf)

Den Blumenkohl in Röschen teilen, diese putzen, gründlich waschen und in Salzwasser garen. Die Röschen nach ungefähr 10 Minuten aus dem Wasser nehmen und abkühlen lassen.
Die Tomaten in Scheiben schneiden, dann abwechselnd mit den Blumenkohlröschen und den gehobelten Cashewkernen in eine Schüssel geben.
Die Fleischbrühe erwärmen, Öl, Essig, Salz, Pfeffer, Muskatnuss, Zucker und Senf hineinrühren. Die Marinade dann über den Salat gießen.

Chinakohlsalat mit Sojadressing

Für 10 Personen

Ca. 2,5 kg Chinakohl
1 EL Salz
5 Knoblauchzehen
5 Frühlingszwiebeln
2 rote Chilischoten
250 ml Sojasoße
300 ml trockener Weißwein
1 TL fein geriebener Ingwer
30 g Zucker
1 TL scharfe Chilipaste

Die äußeren Blätter des Chinakohls ablösen, den Kohl der Länge nach durchschneiden und die Hälften von den Blattspitzen her quer bis zum Strunk in feine Streifen schneiden. Den Strunk keilförmig herausschneiden und den Rest des Kohlkopfes ebenfalls fein schneiden. Den Kohl zusammen mit dem Salz kräftig durchkneten und etwa 4 Stunden durchziehen lassen. Den Kohl gut ausdrücken und in eine Schüssel geben. Das Salzwasser wegschütten.

Den Knoblauch schälen und durch eine Presse in ein Schälchen drücken. Die Frühlingszwiebeln waschen, trocken tupfen, putzen und klein schneiden.

Die Chilischoten waschen, der Länge nach halbieren, putzen und quer in feine Streifen schneiden.

Frühlingszwiebeln, Chilistreifen, Sojasoße, Wein und die restlichen Zutaten zum Knoblauch geben, alles gut miteinander verrühren und die Marinade unter den Chinakohl mischen.

Den Salat zugedeckt an einem kühlen Ort 24 Stunden durchziehen lassen.

Herzhafter Sauerkrautsalat

450 g Sauerkraut
4 EL Erbsen (TK-Ware)
4 EL Gemüsemais (Dose)
4 EL Mandarinen (Dose)
2 EL Kidneybohnen (Dose)
½ Bund Petersilie
½ Bund Schnittlauch
2 EL Mandarinensaft
1 EL Honig (flüssig)
2 EL Sonnenblumenöl
Salz
Pfeffer aus der Mühle

Das Sauerkraut mit einem Messer klein schneiden und in eine Schüssel geben.
Die Erbsen, den Mais, die Mandarinen und die Kidneybohnen dazugeben.
Petersilie waschen, trocknen und klein schneiden.
Schnittlauch waschen, trocknen und in kleine Röllchen schneiden.
Die Kräuter zu dem Salat geben.
Dann den Mandarinensaft, den Honig und das Öl über den Salat geben und alles sehr gut vermischen.
Zum Schluss den Salat mit Salz und Pfeffer abschmecken.

Kohlsalat mit Cashewkernen

150 g Weißkohl
1 großer Fenchel
1 Paprikaschote, rot
1 Paprikaschote, gelb
2 EL Sesamöl
2 Chilischoten, rot
4 EL Sojasoße
4 TL Honig
frischer Ingwer (nach Geschmack)
Pfeffer
4 EL Cashewkerne, geröstet

Den Weißkohl putzen, den Strunk entfernen, waschen und in sehr feine Streifen schneiden oder hobeln.
Die Fenchelknolle waschen, putzen und ebenfalls fein hobeln.
Die beiden Paprikaschoten waschen, von Kernen und den weißen Trennwänden befreien und die Paprikaschoten anschließend in feine Streifen schneiden.
Das Öl im Wok erhitzen.

Den Weißkohl und die Fenchelstreifen darin 2 Minuten unter Rühren braten, ohne das Gemüse zu bräunen.
Das Gemüse in einer Schüssel abkühlen lassen.
Die Chilischoten waschen, entkernen und sehr fein hacken.
Aus Sojasoße, Chilistückchen, Honig, Ingwer, Salz und Pfeffer eine Salatsoße herstellen.
Das abgekühlte Gemüse mit der Salatsoße vermischen und mindestens 20 Minuten im Kühlschrank durchziehen lassen.
Den Salat mit Cashewkernen bestreuen, dann servieren.

Rohkostsalat Rotkohl

500 g Rotkohl
1 EL Salz
3 EL Weinessig
2 Äpfel
1 Prise Zucker
3 EL Öl

Den Rotkohl putzen und den Strunk entfernen, waschen, fein hobeln und in eine Schüssel geben. Rotkohl mit dem Salz und dem Essig gut vermengen. Die Schüssel gut abdecken, den Rotkohl 1–2 Stunden ziehen lassen. Dann das Kraut auflockern.
Die Äpfel schälen, entkernen, fein raspeln und zum Salat geben.
Dann den Salat mit dem Zucker und dem Öl vermischen. Alles nochmals gut durchmengen, abschmecken und mindestens 1 Stunde ziehen lassen.

Rotkohl-Trauben-Salat

1 Rotkohlkopf (ca. 500 g)
4 EL Rotweinessig
1 TL Salz
Pfeffer aus der Mühle (weiß)
2 TL Zucker
4 EL Sonnenblumenöl
250 g kernlose Trauben (weiß)
175 g Emmentaler Käse am Stück

Den Rotkohl putzen, waschen und abtropfen lassen. Dann den Kohlkopf vierteln, den Strunk entfernen und in feine Streifen hobeln. Die Rotkohlstreifen in eine Schüssel geben.
Aus Essig, Salz, Pfeffer, Zucker und Öl eine Marinade zubereiten. Dann die Marinade über den Rotkohl geben und alles einige Minuten lang gut miteinander vermischen. Den Rotkohl dann abgedeckt einige Stunden ziehen lassen.
Die Weintrauben waschen, abtrocknen und halbieren.
Den Käse in kleine Würfel schneiden.
Weintrauben und Käse unter den Rotkohl mischen, dann den Salat nochmals abschmecken.

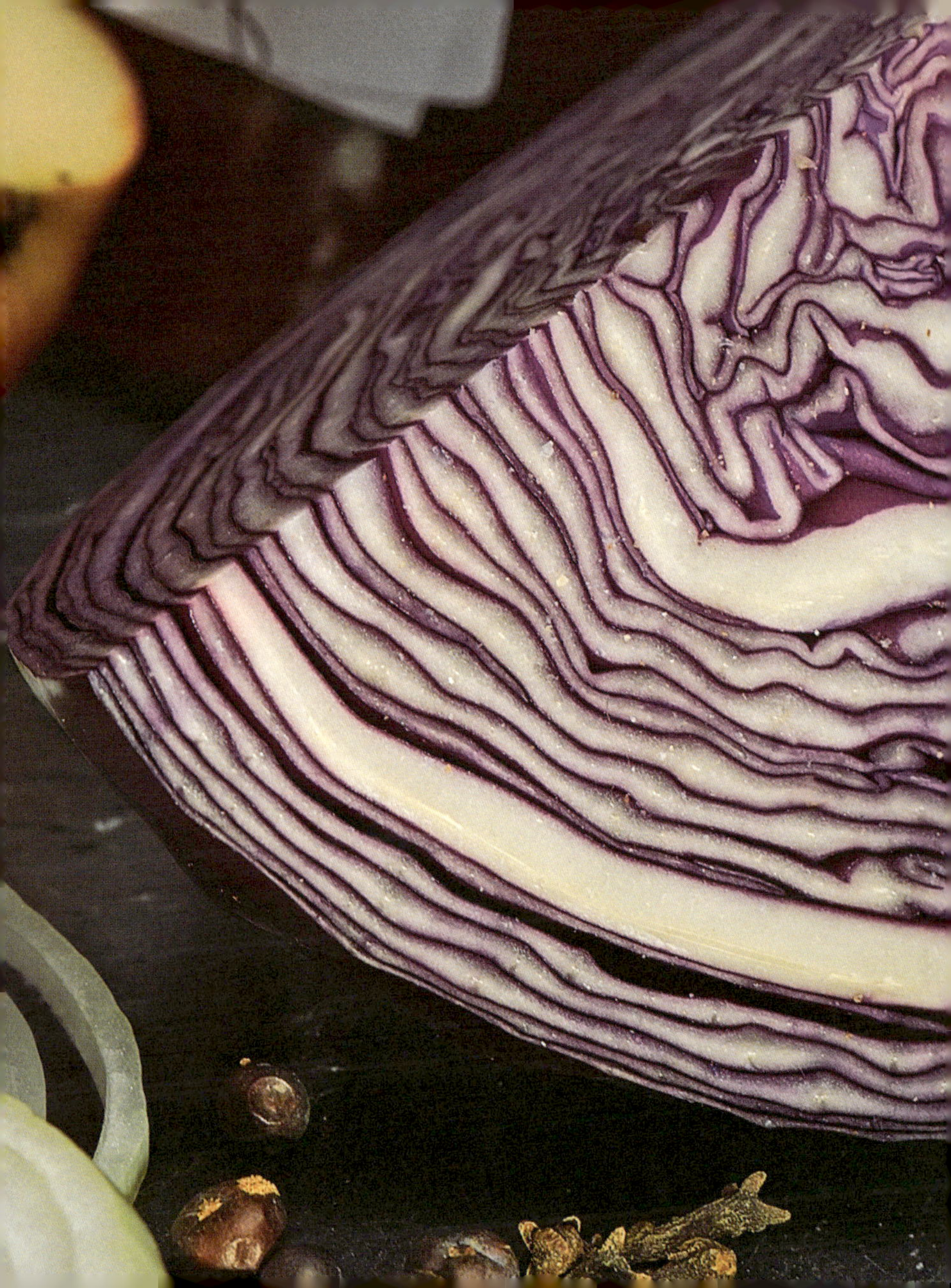

Sauerkrautsalat mit Joghurt

250 g Joghurt (1,5% Fett)
2 EL Crème fraîche
1 EL Honig (flüssig)
2 EL Sonnenblumenöl
5 EL Ananasstücke (aus der Dose)
450 g Sauerkraut
1 Stange Lauch
1 EL Haselnüsse (gehackt)
1 EL Walnüsse (gehackt)
1 EL Krokant
Pfeffer aus der Mühle
Ananassaft

In einer großen Schüssel Joghurt, Crème fraîche, Honig und Öl gut verrühren.
Die Ananasstücke klein schneiden und in die Salatsoße geben.
Das Sauerkraut klein schneiden, in die Schüssel geben.
Den Lauch putzen, waschen, die äußeren Blätter entfernen, den Rest in kleine Ringe schneiden. Dann bis auf ein paar Ringe ebenfalls in die Schüssel geben.
Die Nüsse und das Krokant in die Schüssel geben und alles gut miteinander vermischen.
Evtl. mit etwas Pfeffer und Ananassaft abschmecken.
Mit Lauchringen garnieren.

Rotkohl schmeckt auch roh gut. Bekannt und beliebt ist er (gekocht) als Beilage zu Sauerbraten und Gänsebraten.

Hauptspeisen

Blumenkohl und Brokkoli mit Pinienkernen

100 g Pinienkerne
1 kleiner Blumenkohl
500 g Brokkoli
Salz
2 EL Olivenöl
Pfeffer aus der Mühle
Muskatnuss, gerieben
Béchamel-Soße (1 Tetrapack)

Die Pinienkerne ohne Fett unter Rühren anrösten, etwas abkühlen lassen, dann grob hacken.
Blumenkohl und Brokkoli putzen, in Röschen teilen, waschen und abtropfen lassen. Die Röschen in Salzwasser garen (ungefähr 8–10 Minuten; nicht zu weich). Dann das Gemüse abtropfen lassen und in eine Schüssel geben.
Das Gemüse mit den Pinienkernen und dem Öl gut vermischen, mit Pfeffer und Muskatnuss würzen. Dann die Béchamel-Soße darübergießen.

Chinakohl mit Käsekruste

1 kleiner Kopf Chinakohl
(ca. 750 g)
Salz
Butter für die Form
125 g Sahne
100 g kernige Haferflocken
1 Knoblauchzehe
100 g Gouda
1 Bund glatte Petersilie
weißer Pfeffer aus der Mühle
125 ml Gemüsebrühe
(Instantpulver)

Vom Chinakohl die äußeren Blätter entfernen und den Kohlkopf der Länge nach halbieren. Den Strunk keilförmig herausschneiden.
Etwas Salzwasser in einem Bräter erhitzen und die Kohlhälften darin mit der Schnittfläche nach unten zugedeckt etwa 5 Minuten dünsten. Die Kohlhälften herausnehmen, abtropfen lassen und mit den Schnittflächen nach oben in mit Butter ausgestrichene Gratinformen legen.
Die Sahne aufkochen. Die Haferflocken unterrühren und das Ganze kurz ziehen lassen.
Den Knoblauch schälen und durch eine Presse in die Masse drücken.
Den Käse raspeln und unterrühren.
Die Petersilie waschen, fein hacken und untermischen.
Die Masse mit Pfeffer und Salz würzen und auf dem Chinakohl verteilen.
Die Brühe in die Formen gießen, den Backofen auf 220 °C vorheizen und das Gemüse etwa 25 Minuten gratinieren.

Chinakohlpfanne mit Bandnudeln

Für 2 Personen

100 g Bandnudeln
2 Knoblauchzehen
300 g Chinakohl
2 Frühlingszwiebeln
2 TL Sonnenblumenöl
120 g Rinderhack
Würzmischung für Hackfleisch
2 Messerspitzen Sambal olek
4 TL Sojasoße
2 TL gekörnte Gemüsebrühe
1 Bund Petersilie
1 TL Sesamkörner

Die Nudeln nach Packungsanweisung kochen und abtropfen lassen.
Die Knoblauchzehen schälen und durchpressen.

Den Chinakohl putzen, waschen, den Strunk entfernen und den Kohl in dünne Streifen schneiden. Die Frühlingszwiebeln putzen und in dünne Ringe schneiden.
Das Öl in einer Pfanne erhitzen, das Hackfleisch darin anbraten, Knoblauch, Chinakohl und Frühlingszwiebeln zugeben und kurz mitdünsten. Mit einer Hackfleisch-Würzmischung, Sambal olek und Sojasoße würzen. 12 EL Wasser zugeben, die Gemüsebrühe auflösen und alles zugedeckt 5 Minuten kochen lassen.
Die Petersilie waschen, die Blättchen abzupfen.
Dann die Nudeln zugeben, alles miteinander mischen und auf die Teller geben.
Die Chinakohlpfanne mit der Petersilie und den Sesamkörnern garnieren.

Gänsebraten mit Rotkohl

1 kleine Gans, bratfertig (ungefähr 4,5 kg)
Salz, Pfeffer
2,5 EL Majoran
1 TL Beifuß
350 g Kastanien bzw. Maronen
3 Zwiebeln
3 große Äpfel
70 g Rosinen
200 ml Rotwein, trocken
1 EL Speisestärke
1 kleiner Rotkohl (ungefähr 2 kg)
30 g Butterschmalz
3 EL Rotweinessig
170 ml Apfelsaft
1,5 Lorbeerblätter
3 Gewürznelken
2 Sternanis
3 EL Johannisbeergelee

Die Gans innen und außen gründlich waschen und abtrocknen.
Salz, Pfeffer, Majoran und Beifuß in eine Schale geben, mischen und fein zerstoßen. Die Gans innen und außen damit einreiben.
Die Kastanien bzw. Maronen mit einem spitzen Messer einritzen, bei 175 °C (Ober-/Unterhitze) in den vorgeheizten Backofen geben und etwa 40 Minuten rösten. Dann herausnehmen. Etwas abkühlen lassen und schälen. Dabei auch die feinen Häutchen entfernen. Die Kastanien halbieren.
Die Äpfel schälen, vierteln, entkernen und in feine Scheibchen schneiden.
1 Zwiebel schälen, hacken.
Äpfel und Zwiebel mit Kastanien und Rosinen mischen. Die Gans damit füllen, die Öffnung mit Küchengarn zunähen.
Die Gans mit der Brust nach unten in einen Bräter legen, bei 200 °C (Ober-/Unterhitze) in den vorgeheizten Backofen schieben. Nach 80 Minuten wenden und weitere 40–60 Minuten braten. Während des Bratens die Gans immer wieder mit etwas Wasser übergießen, damit die Haut knusprig wird, das Gänsefett immer wieder abschöpfen. Die Gans anschließend auf eine Bratenplatte legen und im ausgeschalteten Backofen heiß halten.
Den Rotwein und ebenso viel Wasser zum Bratenfond zugießen und verkochen. Den Fond (Soße) durch ein Sieb gießen und mit etwas Speisestärke binden, vielleicht noch nachwürzen.
Die Gans mit der Geflügelschere längs halbieren und dann in Portionsstücke zerteilen. Mit der Füllung und Maronen auf Tellern anrichten und servieren.

Rotkohl putzen, waschen und in feine Streifen schneiden. 2 Zwiebeln schälen, grob würfeln.
Butterschmalz erhitzen. Kohl und Zwiebeln darin andünsten.
200 ml Wasser, Essig und Apfelsaft zugießen. Gewürze, etwas Salz und Pfeffer zufügen.
Das Kraut zugedeckt etwa 50 Minuten garen.
Mit Gelee, Salz und Pfeffer abschmecken.

Gefüllter Kohlkopf

Salz
2 Lorbeerblätter
2 Pimentkörner
8 Pfefferkörner
1½ TL Kümmel
1 kleiner Weißkohlkopf
1 Brötchen
200 g Räucherspeck
1 Zwiebel
80 g Butter
2 EL Speiseöl
500 g Rinderhackfleisch
3 EL Blattpetersilie, gehackt
Salz
Pfeffer
1 Prise Piment, gemahlen
1 kg geschälte Tomaten
2 Zweige Thymian
1 Knoblauchzehe
250 ml Fleischbrühe

Reichlich Wasser in einem großen Topf mit Salz und Gewürzen zum Kochen bringen.
Den Kohl mit Strunk ins Wasser geben und 10 Minuten köcheln lassen, dann herausnehmen und abtropfen lassen.
Das Brötchen ca. 20 Minuten in Wasser einweichen. Dann die Flüssigkeit gut ausdrücken. Speck und Zwiebel fein würfeln, in Butter und Speiseöl

anrösten, mit Hackfleisch, dem Brötchen, der Petersilie vermengen und herzhaft würzen.
Vom Kohl 2 Blätter entfernen und den Strunk von oben herausschneiden. Dabei darauf achten, dass der Kohlkopf gut zusammenhält.
In den Kohl die Hackfleischmasse einfüllen, mit den 2 Blättern verschließen, mit Küchengarn festbinden.
Den Kohlkopf mit der Öffnung nach unten in eine mit Butter eingestrichene Gratinform mit höherem Rand setzen.
Mit halbierten Tomaten umlegen, Thymian, feine Knoblauchwürfel, Salz und Pfeffer einstreuen, die Fleischbrühe angießen und mit Alufolie abdecken.
Im vorgeheizten Backofen auf der unteren Schiene bei 200 °C 90 Minuten garen.
Den Kohlkopf in Stücke aufschneiden und mit der sämigen Tomatensoße servieren.
Dazu passt frisches Weißbrot.

Grünkohl mit Pinkel

2 kg Grünkohl
3 kleine Zwiebeln
2 TL Margarine
Salz
Pfeffer
Senf
Zucker
Piment (nicht zu viel)
gekörnte Brühe (Instant)
2 EL Hafergrütze
500 g Kasseler vom Stiel
1 Scheibe Bauchspeck, fingerdick
4 Kochwürste
4 Schinkenpfeffer
3 Grützwürste, Pinkelwurst

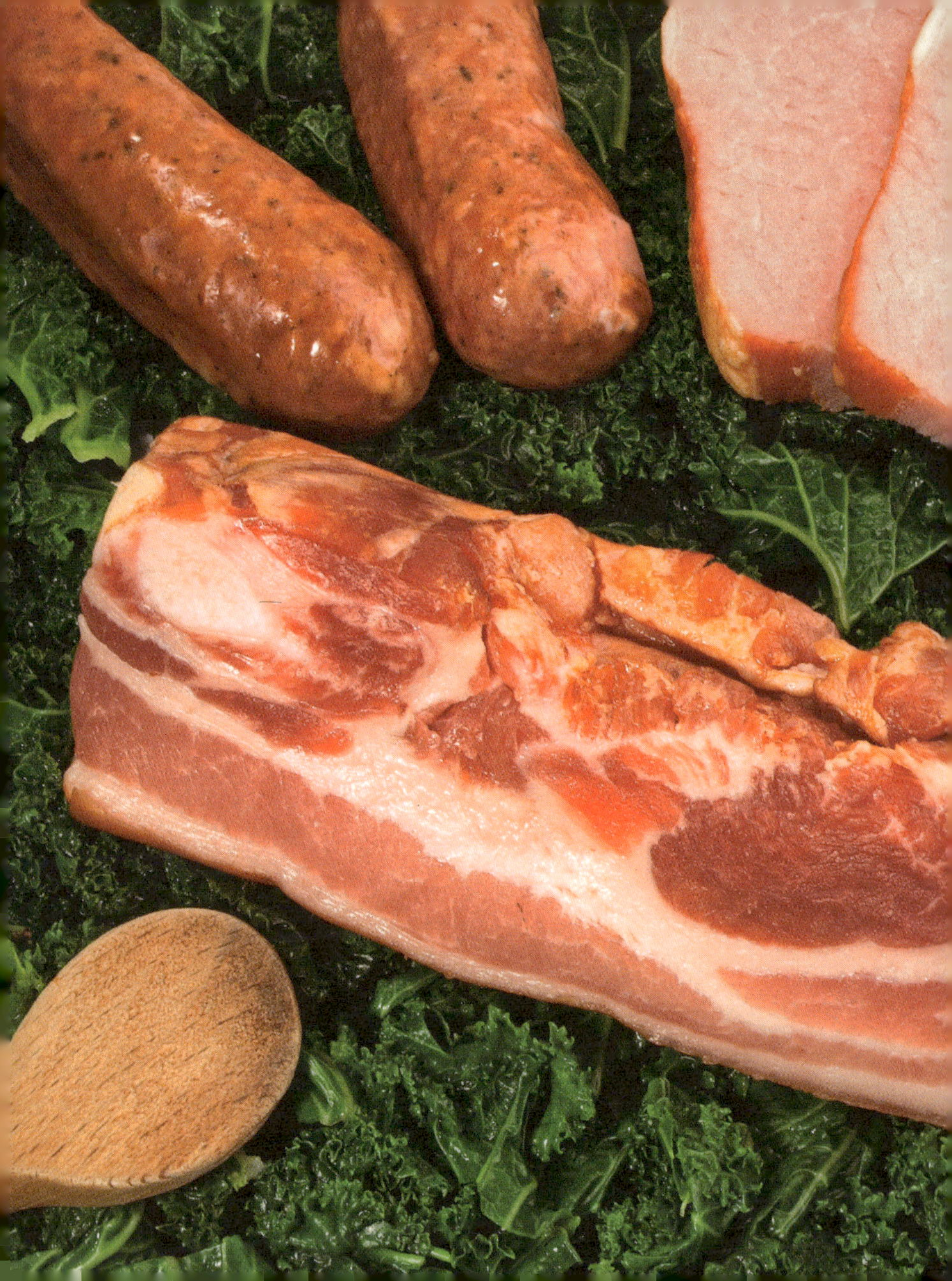

Grünkohl putzen, den Strunk entfernen, dann den Kohl in feine Streifen schneiden.
Zwiebeln schälen, in Würfel schneiden und in der Margarine glasig dünsten, dann den Kohl hinzufügen und etwas mitdünsten. Mit etwas Wasser angießen, so dass der Kohl leicht herumschwimmt.
Der Kohl muss lange kochen.
Nach ungefähr einer Stunde den Kohl mit den Gewürzen und der gekörnten Brühe abschmecken, die Hafergrütze einrühren und die verschiedenen Fleischsorten oben auf den Kohl legen. Das Ganze ist gar, wenn der Kohl seine olivgrüne Farbe hat und das Fleisch durch ist. Zwischendurch immer wieder umrühren, damit nichts ansetzt.
Kohl in einer Schüssel und das Fleisch auf einer Platte servieren.
Dazu werden Salzkartoffeln und ein »Korn« (klarer Schnaps) oder ein Kräuterlikör zur besseren Verdauung gereicht.

Kohlrabigratin

4 Kohlrabi
Salz
2 Lauchzwiebeln
Soße Hollandaise (1 Tetrapack)
75 g magerer, durchwachsener Speck
1 Bund Petersilie
100 ml Milch

Kohlrabi schälen, in dünne Scheiben schneiden und in kochendem Salzwasser ungefähr 3 Minuten kochen, dann Wasser abgießen, die Kohlrabi kalt abschrecken.
Die Lauchzwiebeln in dünne Ringe schneiden.
Das Gemüse und die Lauchzwiebeln in eine gefettete, feuerfeste Form

schichten. Soße Hollandaise mit Milch mischen und damit die Kohlrabi/Lauchzwiebeln übergießen. Bei 200 °C 30 Minuten überbacken.
In der Zwischenzeit den Speck würfeln und ausbraten.
Petersilie waschen und fein hacken.
Das Kohlrabigratin vor dem Servieren mit Speck und Petersilie bestreuen.

Indisches Kohlgemüse

2 kleine Weißkohlköpfe
2 Karotten
2 rote Paprikaschoten
2 grüne Paprikaschoten
2 Peperoni, scharf
2 EL Öl
2 TL Kreuzkümmel
2 TL Senfkörner
6 EL Zitronensaft
Salz
Pfeffer

Die beiden Weißkohlköpfe vierteln, den Strunk entfernen, das Gemüse putzen und in feine Streifen schneiden.
Karotten und Paprikaschoten putzen und ebenfalls in sehr feine Streifen schneiden.
Die Peperoni in feine Ringe schneiden.
Das Öl erhitzen, Kreuzkümmel und Senfkörner darin 2–3 Minuten braten. Dann das Gemüse dazugeben und 4–5 Minuten braten. Dabei immer umrühren.
Mit Zitronensaft, Salz und Pfeffer abschmecken.
Am besten passt zu diesem Gericht Reis.

Kernige Wirsingtaschen

12 große schöne Wirsingblätter
1 Lauchzwiebel
2 Knoblauchzehen
½ Bund gehackte Petersilie
2 Eier
500 g gemischtes Hackfleisch
75 g g kernige Haferflocken
weißer Pfeffer
Salz
Butter für die Form
125 ml Gemüsebrühe
(aus Instantpulver)

Die Wirsingblätter waschen, die dicken Blattrippen abflachen und das Gemüse in kochendem Wasser kurz blanchieren. Vorsichtig herausnehmen und abtropfen lassen.
Von der Lauchzwiebel die Halme abschneiden und beiseitelegen.
Die Zwiebelkörper und den Knoblauch schälen.
Die Zwiebeln fein hacken und in eine Schüssel geben. Den Knoblauch dazupressen, die Petersilie, die Eier sowie das Hackfleisch dazugeben und alles gut vermengen. Haferflocken, Pfeffer und Salz hinzufügen und das Ganze zu einem glatten Teig verkneten.
Die Wirsingblätter auf einem Arbeitsbrett ausbreiten. Aus dem Teig 12 Bällchen formen und je ein Bällchen auf ein Wirsingblatt setzen, die Blätter jeweils oben zu einem Beutel zusammendrehen. Die Zwiebelhalme waschen, trocken tupfen, der Länge nach durchschneiden und die Wirsingbeutel damit zubinden.
Den Backofen auf 200 °C vorheizen.
Eine Gratinform ausfetten und die gefüllten Wirsingblätter hineinsetzen.
Die Brühe angießen und das Ganze auf mittlerer Einschubleiste etwa 30 Minuten backen.

Tipp:
Die Wirsingtaschen lassen sich gut vorbereiten und dann einzeln einfrieren. So hat man stets einen kleinen Vorrat für ein Essen, das schnell fertig ist. Einfach in eine Form setzen, mit heißer Brühe oder Soße angießen und im Backofen oder Mikrowellenherd erhitzen. Dazu passt Kartoffelpüree.

Kohlgemüse aus dem Wok

150 g Brokkoli
2 Kohlrabi
250 g Chinakohl
1 Stück Ingwer, walnussgroß
2 Knoblauchzehen
2 EL Öl
200 g Rinderhack
Salz
Pfeffer
2 grüne Pfefferkörner
2 EL Zitronensaft
Sojasoße

Das Gemüse waschen.
Die Brokkoliröschen vom Strunk abschneiden und putzen.
Die Kohlrabi schälen, dann in feine Streifen schneiden.
Den Chinakohl in mundgerechte Stücke schneiden, vorher den Strunk entfernen.
Ingwerwurzel schälen und würfeln.
Knoblauch abziehen und fein hacken.
Das Öl im Wok erhitzen.
Das Hackfleisch unter ständigem Rühren anbraten.

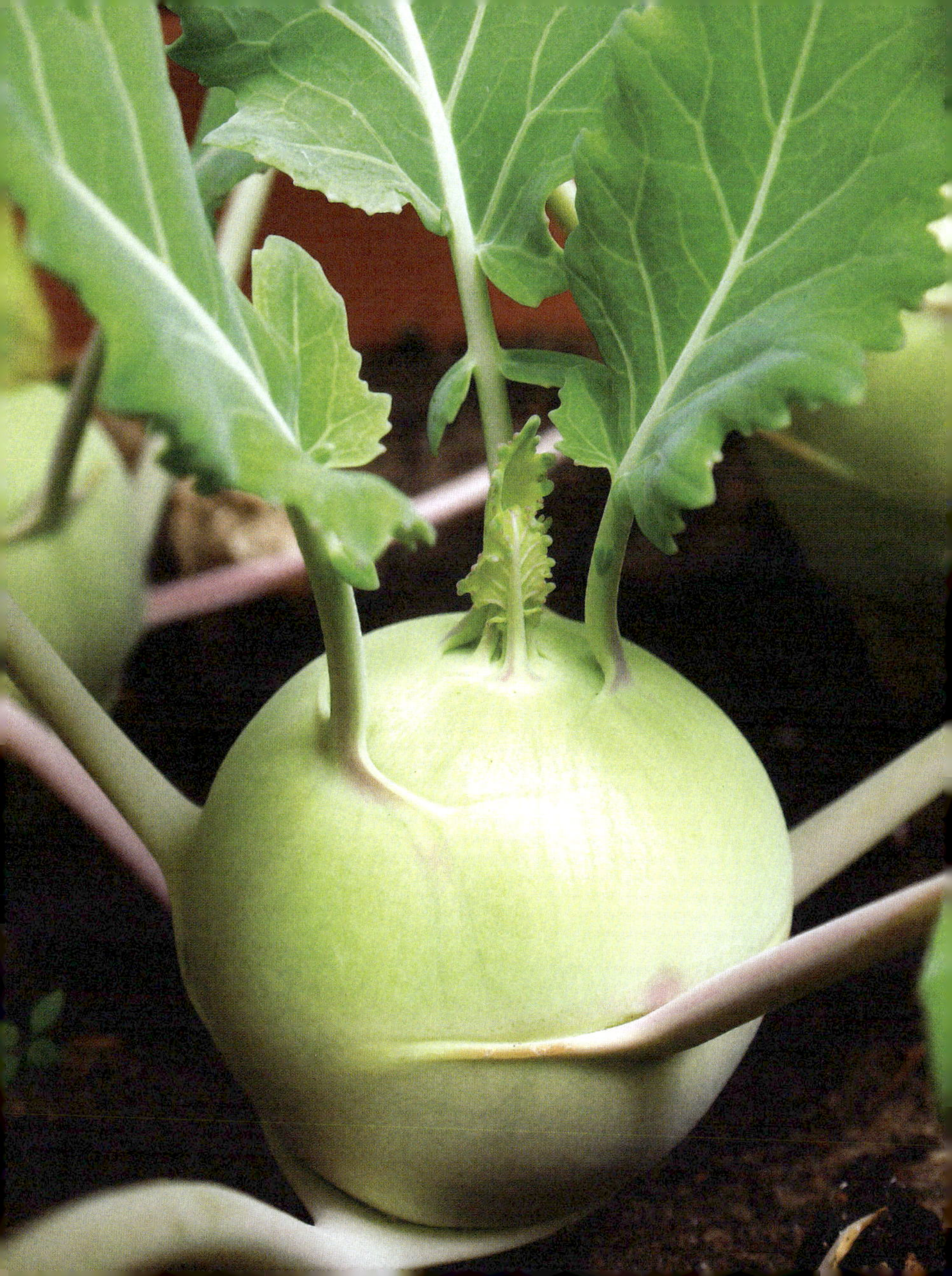

Nach und nach Kohlrabi, Brokkoli und Chinakohl hinzufügen, salzen und pfeffern.
So lange unter Rühren braten, bis das Gemüse gar, aber noch bissfest ist.
Mit Pfeffer, Zitronensaft und Sojasoße abschmecken.

Kohlrouladen

1 Weißkohl
1 TL Kümmel
Salz

Für die Füllung:

500 Hackfleisch, gemischt
1 Zwiebel, klein
1 Ei
½ Brötchen
1 Knoblauchzehe
etwas Senf
Salz
Pfeffer aus der Mühle
2 EL Öl für den Bräter

Für die Soße:

1 Zwiebel, gewürfelt
30 g Bratfett
1 EL Tomatenmark

Vom Weißkohlkopf den Strunk mit einem scharfen kurzen Messer ausbohren. Die äußeren Blätter entfernen. Kohlkopf mit Kümmel und Salz in einem großen Topf blanchieren. Dabei nacheinander die äußeren Kohlblätter, wenn sie sich gelöst haben, auf ein Blech stapeln. Die starken Rippen flach schneiden.
Kohlreste in kleine Würfel schneiden.

Für die Füllung das Brötchen in Wasser einweichen, dann gut ausdrücken.
Alle Zutaten für die Füllung gut verkneten.
Große Kohlblätter ausbreiten, jeweils ein kleines Kohlblatt darauflegen. Die Füllung portionsweise darauf verteilen. Ränder einschlagen, fest zusammenrollen. Evtl. die Rouladen mit Spießen oder Küchengarn fixieren.
Im Bräter etwas Öl verteilen, mit Rouladen füllen, in den vorgeheizten Ofen stellen und bei 180 °C anbraten, ohne die Rouladen zu wenden.
Für die Soße in einer Pfanne Zwiebelwürfel und die gewürfelten Kohlreste in etwas Fett anbraten. Tomatenmark dazugeben, anrösten, mit Fleischbrühe oder Kohlwasser ablöschen, evtl. salzen und pfeffern. Beim Reduzieren ständig Flüssigkeit auffüllen. Wenn alles schön braun ist, auf die Kohlrouladen gießen.
Diese bei mäßiger Hitze zu Ende schmoren, auch hier Flüssigkeit nachfüllen, so dass sie leicht bedeckt sind.
Wenn die Rouladen gut gebräunt sind, Deckel auflegen, Hitze reduzieren und die Rouladen 30 bis 40 Minuten weiterschmoren.

Rosenkohlquiche

Für 2 Spring- oder Tarteformen mit je 26 cm Durchmesser:
Für den Teig:

300 g Weizenmehl Type 405
200 g zarte Haferflocken
30 g frische Hefe
250 ml warme Milch
2 TL Zucker
2 Eigelbe
60 g flüssige Butter
1 TL Salz
Mehl zum Formen und Ausrollen
Butter für die Formen

Für den Belag:
1200 g Rosenkohl
1 l Gemüsebrühe (aus Instantpulver)

Für den Guss:
8 Eier (Gewichtsklasse M)
250 g Sahne
weißer Pfeffer,
geriebene Muskatnuss, Salz
100 g geriebener Parmesan
200 g magerer durchwachsener Räucherspeck, fein gewürfelt

Für den Teig Mehl und Haferflocken in einer Schüssel mischen, in die Mitte eine Mulde drücken und die Hefe hineinbröckeln. Die Milch daraufgießen und den Zucker hineingeben. Unter vorsichtigem Rühren die Hefe und den Zucker in der Flüssigkeit auflösen.
Den Vorteig 15 Minuten an einem warmen Ort gehen lassen.
Dann Eigelb, Butter und Salz hinzugeben und das Ganze verrühren. Alles mit den Händen zu einem geschmeidigen Teig verkneten und zugedeckt etwa 30 Minuten gehen lassen.
Den Teig zu einer Kugel formen, halbieren, aus den Stücken wieder jeweils eine Kugel formen und auf einer bemehlten Unterlage zu jeweils einem Kreis von 28 cm Durchmesser ausrollen.
2 Spring- oder Tarteformen mit Butter ausstreichen und den Teig hineinlegen.
Für den Belag den Rosenkohl waschen, putzen, die Strünke über Kreuz einschneiden und das Gemüse in der Brühe 20 Minuten garen. Abgießen, abschrecken und abtropfen lassen. Den Rosenkohl auf dem Teig verteilen.
Den Backofen auf 220 °C vorheizen.

Für den Guss die Eier mit der Sahne verquirlen und das Ganze mit Pfeffer, Muskat und Salz würzen. Den Käse und den Speck unterrühren und die Masse über das Gemüse geben.
Die Quiches auf mittlerer Einschubleiste etwa 35 Minuten backen.

Schupfnudeln mit Sauerkraut

Für das Sauerkraut:

1 große Zwiebel
60 g Butterschmalz
1 kg Sauerkraut
2 rohe Kartoffeln, geschält und gerieben
1 säuerlicher Apfel, entkernt und geschält
1 Lorbeerblatt
5 Wacholderbeeren
750 ml Fleischbrühe
1 Pikkoloflasche trockener Sekt

Für die Schupfnudeln:

1 kg gekochte mehlige Kartoffeln
1 Ei
1 Messerspitze Salz
1 Messerspitze geriebene Muskatnuss
etwa 150 g Mehl
50 g Butterschmalz

Für das Sauerkraut die Zwiebeln schälen und fein hacken. Das Butterschmalz erhitzen und die Zwiebeln darin glasig werden lassen.
Das Sauerkraut auflockern und zusammen mit den geriebenen Kartoffeln zu den Zwiebeln geben.

Den Apfel in Spalten schneiden und zusammen mit den Gewürzen und der Brühe hinzufügen.
Alles locker mischen und zugedeckt etwa 1 Stunde bei mäßiger Hitze und unter mehrfachem Durchrühren garen. Den Sekt darübergießen und das Ganze zugedeckt warm stellen.
Für die Schupfnudeln die Kartoffeln pellen und durchs Reibeisen drücken. Eier, Salz, Muskat und Mehl dazugeben und die Zutaten zu einem glatten Teig verkneten.
Aus dem Teig fingerlange Nudeln mit spitz zulaufenden Enden formen und diese in kochendes Salzwasser geben. Kurz aufkochen lassen, mit einer Schaumkelle herausnehmen und in einem Sieb abtropfen und ausdampfen lassen.
Das Butterschmalz portionsweise in einer beschichteten Pfanne erhitzen und die Schupfnudeln darin von allen Seiten goldbraun ausbacken.
Mit dem heißen Sauerkraut anrichten.

Schweinemedaillons in Wirsinghülle

1 kg Wirsing
240 g Champignons
1 Zwiebel
2 Bund Kerbel
50 g Walnusskerne
60 g Butterschmalz
1 Ei
1 EL Semmelbrösel
weißer Pfeffer aus der Mühle
Salz
4 dicke Schweinemedaillons (á 125 g)
1 Glas Pilzfond (400 ml)
100 g Sahne
1 Bund gehackte Petersilie
geriebene Muskatnuss
10 ml trockener Sherry
1 EL heller Soßenbinder

Den Wirsing putzen, 8 Blätter vorsichtig ablösen, die dicken Blattrippen abflachen und das Gemüse in kochendem Wasser kurz blanchieren. Die Wirsingblätter vorsichtig herausnehmen und abtropfen lassen.
Den Rest der Wirsingköpfe achteln, quer in Streifen schneiden und beiseitestellen.
Die Champignons waschen, putzen und fein hacken.
Die Zwiebel schälen und fein würfeln.
Den Kerbel waschen, trocken schütteln und zusammen mit den Walnusskernen fein hacken.
Die Hälfte des Butterschmalzes in einem Bräter erhitzen und die Champignons darin anbraten. Die Zwiebeln hinzufügen und glasig dünsten. Die Mischung in eine Schüssel geben, Kerbel, Nüsse, Ei, Brösel sowie Pfeffer und Salz hinzugeben und alles gut miteinander mischen.
Das restliche Butterschmalz in den Bräter geben und die Schweinemedaillons darin 5 Minuten von beiden Seiten kräftig anbraten.
Je 2 Wirsingblätter übereinanderlegen und je 1 Esslöffel Pilzfarce darauf verteilen. Auf die Wirsingblätter mit Pilzfarce je ein Schweinemedaillon legen und die restliche Pilzfarce komplett auf den Fleischscheiben verteilen.
Die Wirsingblätter um das Fleisch wickeln und die Päckchen mit Küchengarn zusammenbinden.
Die Wirsingstreifen im Bratfett andünsten und mit Pilzfond ablöschen.
Die Wirsingpäckchen auf das Gemüse setzen und das Ganze zugedeckt 10 bis 12 Minuten bei mäßiger Hitze garen.
Die Päckchen herausnehmen und warm stellen.
Sahne und Petersilie unter das Gemüse mischen, alles kurz aufkochen

lassen, mit Muskat und Sherry abschmecken und nach Belieben mit Soßenbinder binden.
Das Gemüse zusammen mit den Wirsingpäckchen anrichten.

Überbackener Blumenkohl mit gefüllten Tomaten

1 Blumenkohlkopf
Salz
75 g Instant-Haferflocken
125 ml Milch
60 g Schmelzkäsezubereitung, 45 % F. i. Tr.
weißer Pfeffer
Paprikapulver edelsüß
Muskatnuss, gerieben
4 Tomaten
100 g Rinderhack
25 g Magerquark
1 Zwiebel
Salz
2 EL fein gehackte, gemischte Kräuter (z. B. Petersilie, Basilikum)

Den Blumenkohl putzen, waschen und im Ganzen in reichlich Salzwasser etwa 15 Minuten garen. Den Kopf herausnehmen und abtropfen lassen. 1 Liter Blumenkohlwasser abnehmen und beiseitestellen.
In einer großen hitzefesten Form 2–3 Esslöffel Haferflocken verteilen und die Blumenkohlköpfe mit dem Strunk nach unten hineinlegen.
Die Milch in einem Topf erwärmen und den Schmelzkäse sowie die restlichen Instant-Haferflocken einrühren. Die Soße mit Pfeffer, Paprika und Muskat würzen und das Blumenkohlwasser einrühren.
Den Backofen auf 225 °C vorheizen.
Die Tomaten waschen, trocken tupfen, oben jeweils einen flachen Deckel abschneiden und die Tomaten aushöhlen. Das Tomateninnere sehr klein schneiden und mit Rinderhack und dem Magerquark mischen.

Die Zwiebel schälen, fein hacken und untermengen.
Die Tomaten-Hack-Mischung mit Pfeffer, Salz und Kräutern würzen und in die Tomaten füllen. Die Deckel daraufsetzen und die Tomaten in die Form neben den Blumenkohl setzen.
Die Käsesoße über den Blumenkohl gießen und das Ganze im Backofen auf mittlerer Einschubleiste etwa 25 Minuten garen.
Dazu passen Salzkartoffeln.

Nachspeisen

Obstsalat mit Kohl und Nüssen

Für 6 Personen

1 Chinakohl
1 Banane
1 Apfel
1 Birne
3 Mandarinen
1 Orange
3 Kiwis

Für die Salatmarinade:

4 Zitronen
2 Grapefruits
2–3 EL Zucker
Salz
Pfeffer
150–200 g Nüsse
(vorzugsweise Walnüsse)

Den Kohl waschen, vierteln, den Strunk entfernen und die Viertel in breite Streifen schneiden. Banane schälen und in Scheiben schneiden
Apfel und Birne waschen, vom Kerngehäuse befreien und in nicht zu kleine Würfel schneiden.
Mandarinen und Orange schälen und würfeln, ebenso die Kiwis.
Aus dem Saft der Zitronen und der Grapefruits, der gleichen Menge Wasser, dem Zucker und einer kräftigen Prise Salz und frisch gemahlenem Pfeffer eine Salatsoße rühren und über den Salat geben.
Die Walnüsse zufügen und alles gut miteinander vermengen.
Den Salat kurz durchziehen lassen.

Die Autorin

Gabriela Schwarz, Jahrgang 1958, studierte Chemie und arbeitet heute erfolgreich als freie Autorin und Medizinjournalistin. In ihren inzwischen zahlreich erschienenen Büchern widmet sie sich vor allem Gesundheitsthemen, so auch in der Herbig-Hausapotheke *Die Heilkraft der Kräuter*. Gabriela Schwarz lebt und arbeitet in München.

Bildquellen

Fotos auf den folgenden Seiten: www.fotolia.com:
S. 2 © Rudolf Ullrich, S. 13 © focus finder, S. 18 © Sternstunden, S. 27 © Arthur Braunstein, S. 32 © Holger S., S. 39 © ExQuisine, S. 46 © mahey, S. 53 © Norbert Wilhelmi, S. 60 © eyewave, S. 67 © SibylleMohn, S. 88 © Wiski, S. 100 © ExQuisine, S. 107 © LianeM, S. 115 © PhotoSG, S. 121 © sil007, S. 135 © VRD, S. 138 © Martina Chmielewski, S. 143 © st-fotograf, S. 150 © Nessi, S. 158 © ExQuisine, S. 163 © fotokalle, S. 174 © Fred Wittig

Fotos auf den folgenden Seiten: © Pierre Bourrier/Photo Alto:
S. 74, S. 83, S. 95

Adressen

Wissenswertes zum Thema Kohl finden Sie auch in Deutschlands einzigem Kohlmuseum mit eigener Krautwerkstatt und Bauernmarkt:

Kohlosseum
Bahnhofstraße 22a
25764 Wesselburen
Tel.:+49(0)4833-45890
www.kohlosseum.de

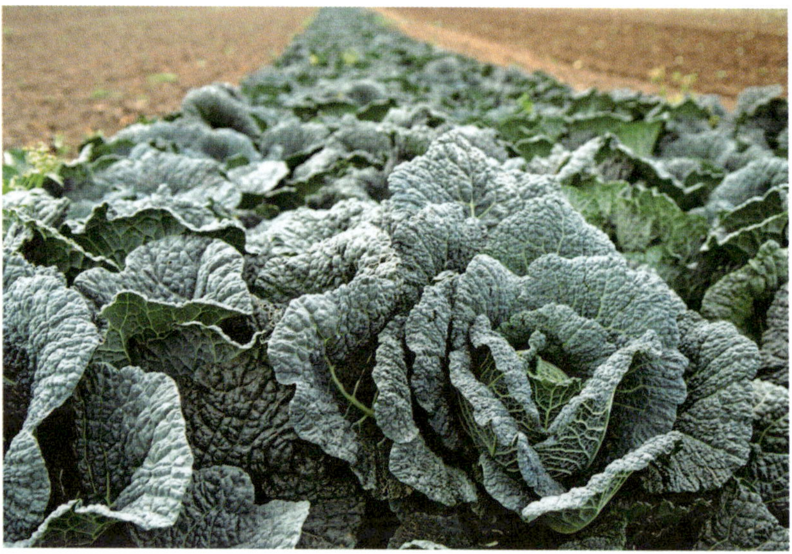

Wirsing, angepflanzt

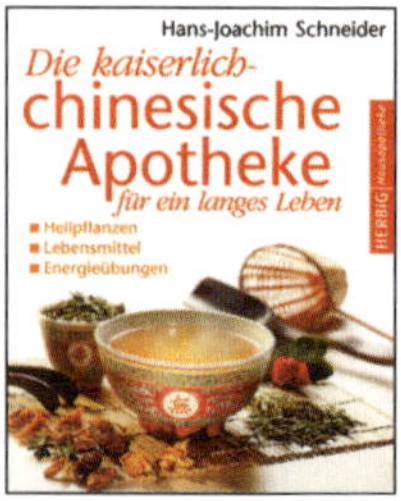

192 S., ISBN 978-3-7766-2519-6

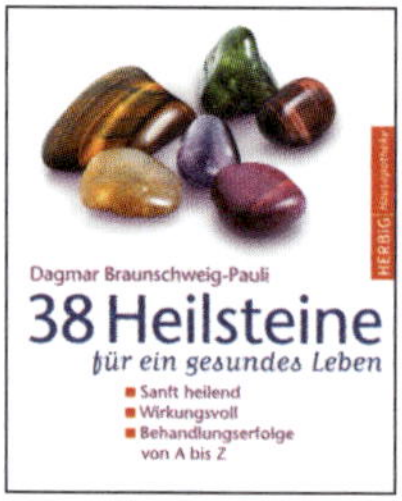

224 S., ISBN 978-3-7766-2435-9

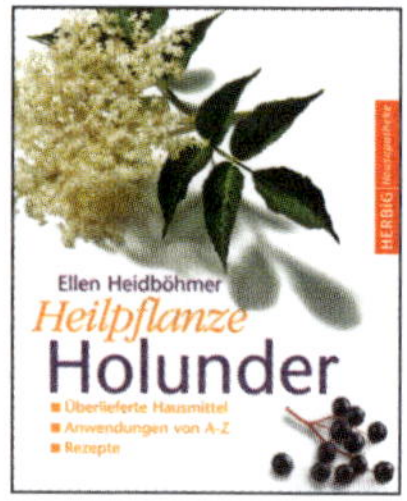

192 S., ISBN 978-3-7766-2518-9

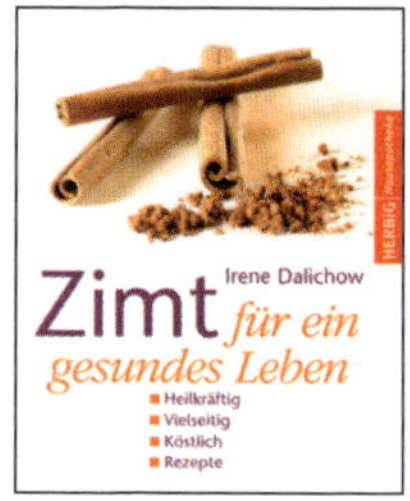

192 S., ISBN 978-3-7766-2499-1

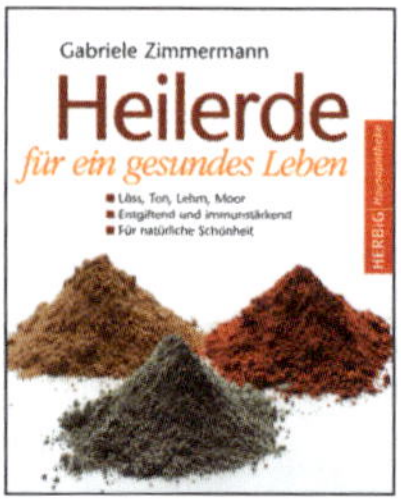

176 S., ISBN 978-3-7766-2650-6

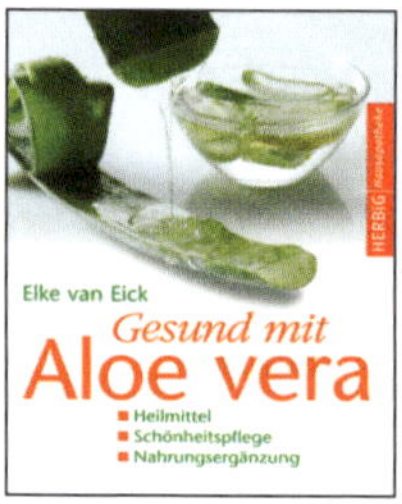

176 S., ISBN 978-3-7766-2541-7

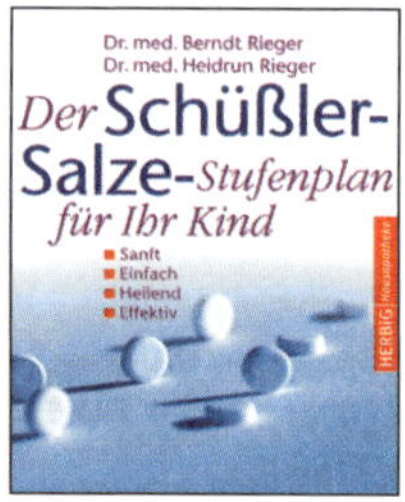

192 S., ISBN 978-3-7766-2449-6

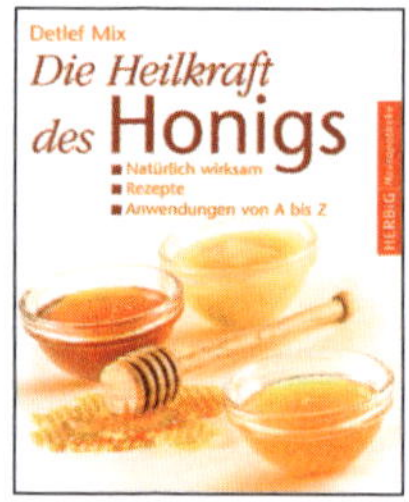

192 S., ISBN 978-3-7766-2498-4

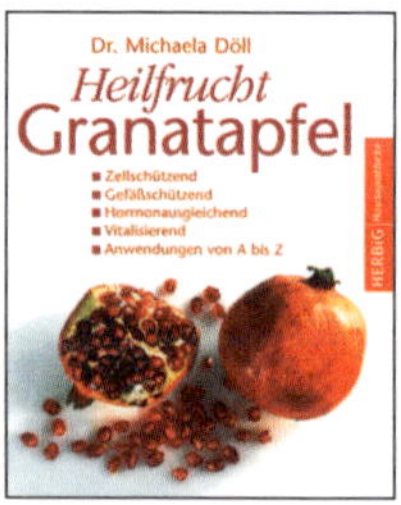

176 S., ISBN 978-3-7766-2548-6

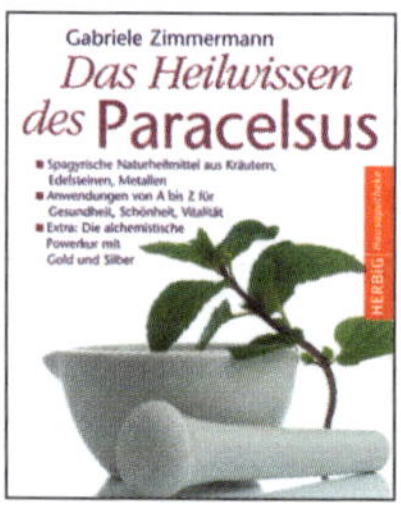

176 S., ISBN 978-3-7766-2603-2

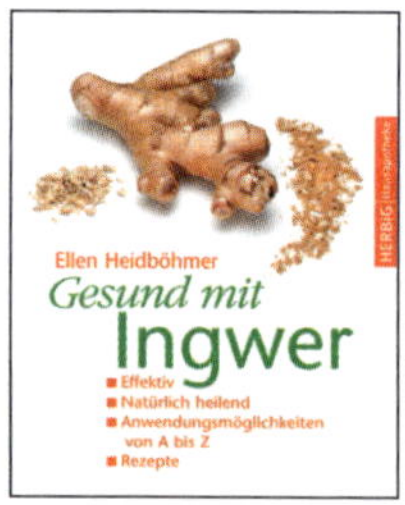

208 S., ISBN 978-3-7766-2467-0

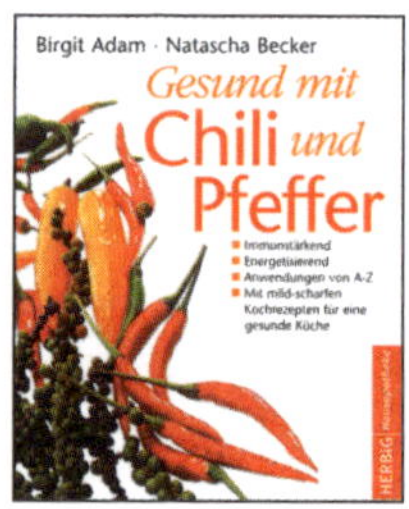

176 S., ISBN 978-3-7766-2622-3

Kompetente Hilfe aus der sanften Medizin

Informationen zu allen Herbig Hausapotheke-Ratgebern unter www.herbig-verlag.de